新型 コロナの正体 日本はワクチン戦争に勝てるか!?

森下竜一
Ryuichi Morishita

長谷川幸洋
Yukihiro Hasegawa

ビジネス社

はじめに

新型コロナウイルスの感染が広がるなか、永田町はもちろん、テレビや新聞のマスコミも連日、感染防止と対策の議論に追われました。クルーズ船への対応はもとより、PCR検査の是非、小中高等学校の休校問題、さらには休業補償や国民への給付金などです。それらは、どれも重要で不可欠の議論だったのですが、ほとんど「触れられなかった肝心の問題」がありました。中国の責任をどう考えるか、です。

中国の習近平政権は、2019年11月初めと考えられている新型コロナ肺炎の発生から、少なくとも1カ月以上にわたって感染拡大の事実を隠蔽《いんぺい》しました。それだけでなく、それを告発した医師らを検挙し、処罰しました。その結果、世界は新型コロナウイルスの発生を知るのが遅れ、したがって対策も遅れ、23万人を超す死亡者と数千兆円ともいわれる被害を被《こうむ》りました（5月1日現在）。まさに、気が遠くなるような損害です。

これは、完全な天災ではありません。少なくとも、一部は中国の責任です。政権を握る中国共産党は世界に対して謝罪し、責任を認め、損害を賠償しなくてはなりません。それが、いまや米国や欧州をはじめ、世界の共通理解になりつつあります。しかし、なぜか日本では、そうした議論が見過ごされてきました。というより、多くの政治家やマスコミはあえて「避けて通ってきた」と言ったほうが正しいでしょう。あたかも、中国に忖度《そんたく》しているような気配さえ感じます。

大阪大学の森下竜一寄附講座教授（臨床遺伝子治療学）との対談で、私は中国で実際に起きたことと、その問題点を明らかにして、中国共産党の責任を追及しました。

コロナ後の世界は間違いなく、中国にどう向き合うか、が最大の問題になります。

米国のドナルド・トランプ政権は、コロナ前から中国との対決姿勢を強めていました。単に貿易問題だけでなく、中国国内の人権弾圧や香港の反中国デモへの対応でも厳しく批判し、やがて南シナ海での軍事基地建設に批判の刃を向けるか、という局面でした。その矢先に起きたのが、新型コロナウイルス問題だったのです。

米中の対決激化は必至です。

この先は、本文で私たちが議論したように、物理的な衝突、まさに「戦争」の危機もはらんで、進んでいくでしょう。私と森下教授が考える「戦争シナリオ」は違っていましたが、辿《たど》り着いた結論は奇《く》しくも同じでした。本書が、そうした問題の全体像を考える手がかりになれば、幸いです。

森下教授はいま、新型コロナウイルスのワクチン開発に全力を傾けています。詳しくは本文をお読みいただきたいのですが、熾烈《しれつ》な開発競争で、日本で、いや世界でも先頭集団を走っている1人は、間違いなく森下教授でしょう。

けれども、実は心配な点もあります。この文章を書いている時点で、日本政府がワクチン開発をどれほど真剣に後押ししているのか、いま1つ、はっきりしないのです。

安倍晋三政権は4月20日、緊急経済対策を発表し、そのなかで「治療薬やワクチンや治療薬の開発を加速する」と書き込んでいます。そのために、財務省は「国内ワクチン開発支援事業費」として100億円の支出も計上しました。

だが、そこから、どう具体的に開発を支援していくのかが、よく見えてきません。その点を、森下教授は対談でも「ゴールが決まっていない」という言い方で示唆しています。ワクチンを国民に投与するには、厚生労働省がいくつかの開発段階で許可し、承認する必要があります。量産するには巨額の費用もかかります。ここはぜひ、政府が積極的に動いて、スピード感をもって対応してほしい、と思います。

それは全国民、いや全世界の願いです。

このまえがきを書いている最中に、安倍首相は日本の緊急事態宣言を1カ月程度、延長する方針を表明しました。新型コロナウイルスとの戦いはまだ当分、続きます。開発されたワクチンが読者の手に届き始める頃、ようやく日本と世界はトンネル脱出の光を見出すことができるのでしょう。それまで、あと少しの辛抱です。

2020年5月1日

長谷川幸洋

新型コロナの正体

日本はワクチン戦争に勝てるか!?——目　次

第1章　新型コロナ発生源と醜態を晒すWHO

第2章　ECMOや人工呼吸器が足りなくなると何が起きるのか？

第3章　医療崩壊とPCR検査

第6章　ワクチン戦争のゆくえ

第1章　新型コロナ発生源と醜態を晒すWHO

東京で確実に必要な病院のベッド数は2万床超

長谷川　私はタバコはやらないけど、軽い糖尿と高血圧の持病があるので、新型コロナウイルスで陽性になったら確実に死ぬ、と周囲から脅《おど》されています。

森下　確実ではなくて、正確には、5人に1人くらいといったところでしょう。非常事態宣言がいつまで続くかは、なかなか予測しがたいですが、5月末あたり、この本が出来上がった頃、まだ続いているでしょうから、読者の皆さんも、書店でなく、ネットで購入されているかもしれませんね。まだ、いまは第一波で、これから第二波、第三波と襲ってきますから、夏が一番ピンチになっているかもしれませんね。ともかく、医療崩壊を防がないと、東京では死者が何百人も出ているかもしれません。

長谷川　ということは、以下の話の前提として、現在の法律に基づく緊急事態宣言は当然ながら、完全には解除されていない、とみていいですか？

森下　言葉としての緊急事態宣言は、どうなっているかはわかりませんが、実態としては緊急事態宣言は続いているでしょうね。全面的に、以前のように戻ることは、まだまだできないと思います。現在の3密を避ける状態を、開けたり閉めたりしながら、感染者のピークをずらしていくことになろうと思います。医療現場の実態は、依然としてかなり暗いです。特に、東京は大阪に比べて、新型コロナウイルスに対応した医療状況の整備がかなり出遅れてしまったのが心配ですね。

特に、病院のベッド対策がまだまだ不十分です。全然ケタがちがう。医療関係者は、東京では2万床は確実に必要だと考えているのに、まだ2000床レベルで必要数の10分の1でまったく心許ないです。重症者に対しても足りませんが、特に中等症に対してですね。今回の新型コロナウイルスは罹《かか》ったら重篤になるまでが非常に速いのが、特徴です。朝調子が悪いと思ったら、その日の夜には人工呼吸器につながれている。恐ろしいスピードで悪化していく。志村けんさんや岡江久美子さんが、まさにこのパターンで亡くなってしまいました。

また新型コロナウイルスの患者さんは、最後は心臓で亡くなっている人も多いんです。最後肺炎から呼吸ができなくなって亡くなる人も多いですが、実は、かなりの人が心筋梗塞《こうそく》で亡くなっています。基本的に高血圧や糖尿病が持病にあり、心血管系に異常がある人の致死率が高いのです。最近の研究では、新型コロナウイルスにより、急速に血栓が詰まり、若い方でも心筋梗塞や脳梗塞になることがわかってきています。

2年前に武漢ウイルス研究所に調査団を派遣していた米国務省

長谷川　本章のテーマに入りましょう。新型コロナウイルスの発生源について、当初は大づかみで3つくらいの説が浮上していました。1つ目は、武漢の華南海鮮市場で取り引きされていた、とされるコウモリが発生源と疑われた「海鮮市場説」。2つ目は、「生物兵器説」です。武漢には中国科学院・武漢ウイルス研究所と武漢疾病予防管理センターという2つの研究所があって、前者は先にふれた海鮮市場から約12キロ、後者にいたってはわずか280メートルしか離れていません。そのどちらかの研究所で、たぶん論者たちが想定しているのは前者と思いますが、生物兵器を研究開発していて、それが流出したという説です。

そして3つ目は、生物兵器かどうかはわからないけれど、武漢ウイルス研究所では、石正麗さんという女性研究者が中心になってコロナウイルスを研究しており、そこで研究事故というか、同研究所に関係する誰かが誤って外部に流出させてしまったという

「武漢ウイルス研究所説」。

その後、海鮮市場説については、「武漢で最初に確認された41人の感染者のうち、14人は同市場と無関係だった。問題のコウモリも同市場で取り引きされていない」ことが判明し、最近では否定されつつあります。

それから、生物兵器説も「証拠もないし、荒唐無稽《こうとうむけい》ではないか」とみられて、これも否定されつつあります。いま、一番もっともらしい、と言われているのは、3つ目の武漢ウイルス研究所説で、ウイルスを扱っている人間が何らかの形で、たとえば実験動物の死骸を誤って外部に捨ててしまったのではないかというものですが、真実は不明ですね。

それから、中国らしいこんな話も聞こえてきています。華南理工大学の肖波濤《しょうはとう》教授は研究者向けサイトに論文（次頁に全文掲載）を寄稿し、研究所の特定は避けながら「誰かが新型コロナウイルスの発生と進化に関わっていた。武漢の研究所は自然の遺伝子組み換えや中間宿主《しゅくしゅ》の発生源であっただけでなく、おそらく殺人的な新型コロナウイルスの発生源でもあった」と指摘したのです。すると、直後に論文は削除され、教授自身も消息不明になっています。

and some of them contaminated the initial patients in this epidemic, though solid proofs are needed in future study.

The second laboratory was ~12 kilometers from the seafood market and belonged to Wuhan Institute of Virology, Chinese Academy of Sciences [1, 9, 10]. This laboratory reported that the Chinese horseshoe bats were natural reservoirs for the severe acute respiratory syndrome coronavirus (SARS-CoV) which caused the 2002-3 pandemic [9]. The principle investigator participated in a project which generated a chimeric virus using the SARS-CoV reverse genetics system, and reported the potential for human emergence [10]. A direct speculation was that SARS-CoV or its derivative might leak from the laboratory.

In summary, somebody was entangled with the evolution of 2019-nCoV coronavirus. In addition to origins of natural recombination and intermediate host, the killer coronavirus probably originated from a laboratory in Wuhan. Safety level may need to be reinforced in high risk biohazardous laboratories. Regulations may be taken to relocate these laboratories far away from city center and other densely populated places.

Contributors

BX designed the comment and performed literature search. All authors performed data acquisition and analysis, collected documents, draw the figure, and wrote the papers.

Acknowledgements

This work is supported by the National Natural Science Foundation of China (11772133, 11372116).

Declaration of interests

All authors declare no competing interests.

References

1. Zhou P, Yang X-L, Wang X-G, et al. A pneumonia outbreak associated with a new coronavirus of probable bat origin. Nature 2020. https://doi.org/10.1038/s41586-020-2012-7.
2. Wu F, Zhao S, Yu B, et al. A new coronavirus associated with human respiratory disease in China. Nature 2020. https://doi.org/10.1038/s41586-020-2008-3.
3. Huang C, Wang Y, Li X, et al. Clinical features of patients infected with 2019 novel coronavirus in Wuhan, China. The Lancet 2019. https://doi.org/10.1016/S0140-6736(20)30183-5.
4. Guo WP, Lin XD, Wang W, et al. Phylogeny and origins of hantaviruses harbored by bats, insectivores, and rodents. PLoS pathogens 2013; 9(2): e1003159.
5. Lu M, Tian JH, Yu B, Guo WP, Holmes EC, Zhang YZ. Extensive diversity of rickettsiales bacteria in ticks from Wuhan, China. Ticks and tick-borne diseases 2017; 8(4): 574-80.
6. Shi M, Lin XD, Chen X, et al. The evolutionary history of vertebrate RNA viruses. Nature 2018; 556(7700): 197-202.
7. Tao P. Expert in Wuhan collected ten thousands animals: capture bats in mountain at night. Changjiang Times 2017.
8. Li QX, Zhanyao. Playing with elephant dung, fishing for sea bottom mud; the work that will change China's future. thepaper 2019.
9. Ge XY, Li JL, Yang XL, et al. Isolation and characterization of a bat SARS-like coronavirus that uses the ACE2 receptor. Nature 2013; 503(7477): 535-8.
10. Menachery VD, Yount BL, Jr., Debbink K, et al. A SARS-like cluster of circulating bat coronaviruses shows potential for human emergence. Nature medicine 2015; 21(12): 1508-13.

The possible origins of 2019-nCoV coronavirus

Botao Xiao[1,2*] and Lei Xiao[3]

[1] Joint International Research Laboratory of Synthetic Biology and Medicine, School of Biology and Biological Engineering, South China University of Technology, Guangzhou 510006, China
[2] School of Physics, Huazhong University of Science and Technology, Wuhan 430074, China
[3] Tian You Hospital, Wuhan University of Science and Technology, Wuhan 430064, China

* Corresponding author: xiaob@scut.edu.cn Tel / Fax: 86-20-3938-0631

The 2019-nCoV coronavirus has caused an epidemic of 28,060 laboratory-confirmed infections in human including 564 deaths in China by February 6, 2020. Two descriptions of the virus published on Nature this week indicated that the genome sequences from patients were 96% or 89% identical to the Bat CoV ZC45 coronavirus originally found in Rhinolophus affinis [1,2]. It was critical to study where the pathogen came from and how it passed onto human.

An article published on The Lancet reported that 41 people in Wuhan were found to have the acute respiratory syndrome and 27 of them had contact with Huanan Seafood Market [3]. The 2019-nCoV was found in 33 out of 585 samples collected in the market after the outbreak. The market was suspicious to be the origin of the epidemic, and was shut down according to the rule of quarantine the source during an epidemic.

The bats carrying CoV ZC45 were originally found in Yunnan or Zhejiang province, both of which were more than 900 kilometers away from the seafood market. Bats were normally found to live in caves and trees. But the seafood market is in a densely-populated district of Wuhan, a metropolitan of ~15 million people. The probability was very low for the bats to fly to the market. According to municipal reports and the testimonies of 31 residents and 28 visitors, the bat was never a food source in the city, and no bat was traded in the market. There was possible natural recombination or intermediate host of the coronavirus, yet little proof has been reported.

Was there any other possible pathway? We screened the area around the seafood market and identified two laboratories conducting research on bat coronavirus. Within ~280 meters from the market, there was the Wuhan Center for Disease Control & Prevention (WHCDC) (Figure 1, from Baidu and Google maps). WHCDC hosted animals in laboratories for research purpose, one of which was specialized in pathogens collection and identification [4-6]. In one of their studies, 155 bats including Rhinolophus affinis were captured in Hubei province, and other 450 bats were captured in Zhejiang province [4]. The expert in collection was noted in the Author Contributions (JHT). Moreover, he was broadcasted for collecting viruses on nation-wide newspapers and websites in 2017 and 2019 [7,8]. He described that he was once by attacked by bats and the blood of a bat shot on his skin. He knew the extreme danger of the infection so he quarantined himself for 14 days [7]. In another accident, he quarantined himself again because bats peed on him. He was once thrilled for capturing a bat carrying a live tick [8].

Surgery was performed on the caged animals and the tissue samples were collected for DNA and RNA extraction and sequencing [4, 5]. The tissue samples and contaminated trashes were source of pathogens. They were only ~280 meters from the seafood market. The WHCDC was also adjacent to the Union Hospital (Figure 1, bottom) where the first group of doctors were infected during this epidemic. It is plausible that the virus leaked around

武漢疾病予防管理センターと華南海鮮市場の位置関係

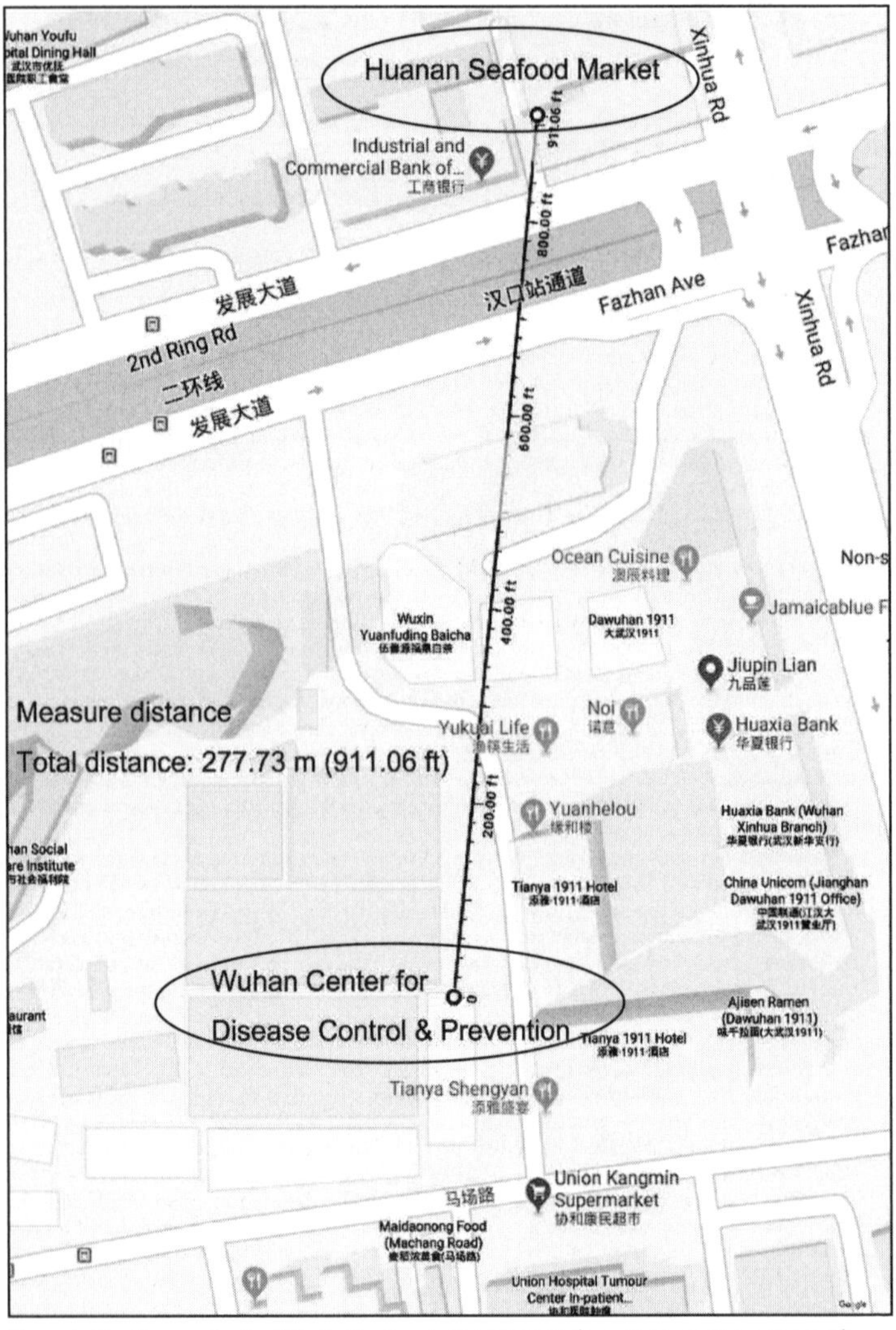

Figure 1. The Huanan Seafood Market is close to the WHCDC (from Baidu and Google maps).

また、４月14日付の「ワシントン・ポスト（ＷＰ）」は「コウモリのコロナウイルスを研究していた武漢研究所の安全性について、国務省の公電が警告を発していた」と題する記事を掲載しました。

それによれば、米国務省は２０１８年１月、科学担当外交官ら専門家を数回にわたって武漢ウイルス研究所に派遣し、その活動を調べさせた。調査団は調査結果を２通の公電にして、国務省に送っているのです。

ＷＰは最初の１通である２０１８年１月19日付の公電を入手した。公電は「研究所を安全に運営するために必要な、適切に訓練された技術者が圧倒的に不足している」と報告していました。

同研究所は当時、テキサス大学医学部などから支援を受けていたが、中国はさらなる支援を求めていたといいます。公電は「アメリカは研究所に一層の支援を提供すべきだ。コウモリのコロナウイルス研究は重要であると同時に、危険であるからだ」と指摘し、こう続けています。

「コウモリに由来するウイルスは、２００３年に流行した重症急性呼吸器症候群（ＳＡ《サー》ＲＳ《ズ》）のように、ヒトに感染する可能性がある。将来のコロナウイルスの大爆発を予測し、予防するために、監視と研究が決定的に重要だ」

まるで、今日の事態を正確に予期していたかのようですね。

この研究所は2018年3月、米調査団の訪問を公表する英語のニュースリリースを出したのですが、今回のWP記事が掲載される前の週に突然、削除されたといいます。

このWP記事は大きな反響を呼び、その後「FOXニュース」も続報を出しています。それによれば、アメリカの複数の担当者が「中国は生物兵器としてでなく、ウイルスを扱う能力がアメリカと同等か、それをしのぐことを示すために開発を続けていた」と語った、といいます。

さまざまな説が俎上《そじょう》に上がっていますが、森下先生はどのようにお考えですか?

濃厚になりつつあるコウモリ由来のウイルス流出説

森下　正直、真実はわかりません。わからないけれど、4つ目の説が、実はあります。これは私が、2月初旬に台湾を訪問したときに、台湾の民進党政府の医療アドバイザーの先生方が語っているもので、台湾ではかなり浸透している説のようです。長谷川さんが示した3番目の説に近いのですが、実験動物を〝食べた〟のではないかとする説です。誰が食べたのか。実験動物を処理する仕事を任されている方々。この説にはそれなりに根拠があり、武漢ではないですが、北京の研究所の所長が処分すべき動物を市場に横流しして賄賂を受け取り、逮捕されるようなことが起きており、そういう状況が背景になっている説です。

通常、研究機関ではウイルスフリーの（ウイルスに感染していないことが明らかになっている）豚やウサギを使って、さまざまなウイルスの感染実験を行います。実験後は当然ながら焼却処分にして廃棄します。ところが中国では、本来焼却処分にされるべき動物が、食物市場に横流しされていたというのが、先ほど述べた事件なわけです。

日本人の研究者でも30年ほど前までは、ウイルスフリーの豚で実験をしたあと、すき焼きパーティーをしていたという話を聞いたことがあります。心臓の血管を狭窄《きょうさく》して心筋梗塞を作製していたのですが、実験後は心筋梗塞を起こしたブタをすき焼きにして食べていたという武勇伝です（笑）。

この場合は、危険なものを使用していないことを、実験をしている側はわかっているから食べようと思ったわけですね。しかし、もしこれが、危険な実験をしていることがわかっていれば、絶対に食べません。

しかし、現場の処理をしている人については、実験に関して理解ができているわけではありません。いわゆるゴミ処理をしているだけで、当然何を実験しているかは何も知らないわけです。

それを恒常的に多分食べているか、あるいは横流ししている。誤って流出したのではなくて、実験動物を何かの形で食べたか、市場に流した。それが感染の第一歩ではないかと、台湾政府の関係者から噂として聞きました。この説が正しいかどうかは別にして、いずれにしろ、発生源は中国のどこかということは間違いないと思います。

加えて、生物兵器説に関していうと、どうも違うという意見があります。なぜかというと、遺伝学的に解析が進んでいて、生物学兵器としての痕跡がないというのが1つ。もう1つには、生物兵器としては、今回の新型コロナウイルスは、きわめて出来が悪いのです。というのは、今回、若い人が新型コロナウイルスに罹っても多くは元気でしょう。つまり、戦争になったときに若者が主力である兵隊が罹《かか》っても戦力が落ちないわけだから、こんな意味のない生物兵器はない。むしろ年寄りが死ぬというのは平時だからこそ大問題になるけれど、戦争時であれば効率が悪すぎる。これらを重ね合わせると、たぶん生物兵器ではないと、思います。
ですから現時点では、中国の研究機関からコウモリ由来のウイルスが何らかの事故か事件で流出した、とする説が有力です。

現在の日本の感染主体はヨーロッパ型

長谷川　なるほど。そういえば、もう1つありました。新型コロナウイルスは人工ウイルスだとする説です。遺伝子操作をして、人工でなければわからないような痕跡があったというふうな論文が出たのですが、その点はどうですか。

森下　それを示したのはインドの研究グループなのですが、その論文はすでに撤回されてしまいました。根拠としてあまり明確ではなかったようですね。
もう1つ、最初に言われていたのは、中国の研究グループは新型コロナウイルスの治療薬として、ＨＩＶ（エイズウイルス）などの薬を早くから試していたので、新型コロナウイルスの構造を知っていたのではないかということでした。けれども、そのことも、ＨＩＶのウイルスの痕跡はあまり見られなかった、とアメリカの研究グループが指摘していることから、基本的に私はない、と思っています。

長谷川　いま、ご紹介いただいたものについてですが、たとえば遺伝子解析などによって、最終的にこれが真犯人だった、と突き止められるものなのでしょうか?

森下　それは、無理ですね。結局突き止められませんね。それは新型コロナウイルスを洩《も》らしたところが認めないかぎり、わかりません。

状況証拠的に言うと、中国発祥は間違いありません。もともと、コロナウイルスは、「COVID《コーヴィド》-19《ナインティーン》」という今回の新型コロナウイルスを除けば現在までに6種類が知られています。そのうち、4種類は、風邪のウイルスとして知られていて、風邪の15%程度がコロナウイルス由来ということもわかっています。これらは大したことはありません。しかし、その後SARSが出て、MERS《マーズ》(中東呼吸器症候群)が出て、コロナウイルスには危険な種類があるということがわかってきました。そして、7つ目が今度のCOVID-19です。

新型コロナウイルスはさまざまな形に変異することから、注意が必要です。SARS(コロナウイルス)に非常に近いタイプであるのは間違いありません。

変異について申し上げると、日本で当初感染拡大したのは、中国・武漢で流行したL

型でした。このL型が流行初期の頃の武漢の8～9割を占めていて、非常に毒性が強かったと言われています。

その後、S型が出ました。S型はL型よりは毒性が若干弱くて、武漢以外で流行《はや》っているウイルスなのです。シェアでいえば武漢以外の中国では半々ぐらいでしょうか。日本に最初に入ってきたのはL型だったので、武漢から中国の人が持ち込んだのは間違いない。それが日本で最初流行っていたウイルスでしたが、現在の日本においてはヨーロッパ型やアメリカ型といわれる新型コロナウイルスが感染の主体となっています。

遺伝学的にトレースすると、これは中国からイランあたりを経由して、イランからイタリアに入ったものです。そこからスペイン、フランスあたりで流行って、アメリカに渡っています。アメリカで流行ったのはヨーロッパ型の変異です。

いま、これをアメリカ型と一部では呼んでいますが、ヨーロッパ型とは既に少し変異しています。変異することで感染力が強いか、致死率が高いかに関しては、いまのところ感染率や致死率が上がったかどうかに関するエビデンスはありません。だから、変異をしたこと自体で怖くなったかどうかまではわかりません。薬が効きにくくなっているような変異が起きている危険性はあるのだけれど、これも現状ではわかりません。

日本の現状、とりわけ東京においては、先に申し上げたようにヨーロッパから帰ってきた方が持ち込んだヨーロッパ型が流行りだしています。したがって、L型からヨーロッパ型に置き換わりつつあるわけです。もし、ヨーロッパ型が危険なタイプであるとすると非常に厄介なのですが、先程言ったように、現時点ではまだ実態はわかっていません。

空気感染とエアロゾル感染とは別物

森下　今日《こんにち》ではウイルスの変異を含めて、その経路を遺伝学的にトレースできるようになっています。昔みたいに推測で述べるのではなく、確実にこういうふうに人が流れて行き、移って行ったのは科学的な事実として追えるのです。私がここまで示してきた話については、ほぼ関係者の皆さんは認めておられます。

長谷川　肝心の中国自身は認めているのでしょうか。

森下　新型コロナウイルスが中国からスタートしているのは、変異している経路を見る限りは事実です。ただ、中国政府として認めるのか、科学的に認めるのかは別の問題ですからね。

長谷川　でも、それは科学的にはもう否定しがたい事実ですよね。だって、それは解析すればわかるのだから。

森下　科学的には、その通りですよ。今後懸念されるのは、新型コロナウイルスに関しては高温多湿についてもどうやら関係なさそうだということです。まずいまはシンガポールで流行っているし、イランでも、インドでも流行っている。これは温度が変わったとしても、ウイルスの勢いは変わらないと認識したほうがいいと思います。それからもう1つの懸念というか危惧《きぐ》は、日本ではサウナでも、集団クラスターが発生しています。紫外線で、新型コロナウイルスは不活化するという報告も出てきましたが、私は新型コロナウイルスは夏も、流行りやすいのではないかと思っています。なぜかと言うと、クーラーをつけて閉め切るからです。特にこれから気をつけたいのが冷房機器の掛けっぱなしです。特に地下とか喚気の悪いところ、湿ってじめじめしたところに据え付けられたクーラーがありますよね。昔の古いホテルみたいな。ああいう環境が非常によろしくない。

冷房をつけたまま、換気をほとんどしないと、空気中に浮遊するウイルスによるエアロゾル感染のリスクが格段に高まるのです。

今回の感染は基本的には空気感染はしません。よく勘違いされるのですが、空気感染とエアロゾル感染とは別物。空気感染は本当に空気中に撒《ま》き散らすタイプで、これは起きていません。クラスター感染を引き起こしているのはエアロゾル感染です。

要するに、空気ではなく唾が小さくなったような粒子で、それが空中をふわふわしている間に吸われていくタイプの感染です。湿っている場所にウイルスが残ると、場合によっては3時間ぐらい経過しても、感染力があると言われています。

バスでの車内感染を解析した論文があって、あるところに座った人から隣の人が感染するのはともかく、前の席は感染していないのに、3つ、4つ先のシートの人が感染したのですね。また、その人が降りた後に同じシートに座った人も感染した。それは、エアロゾルが漂っていることを示しているわけです。

これは中国のバスの例ですが、小池百合子東京都知事が要請している感染拡大を防止するための「密閉」「密集」「密接」の3密を避ける理由が、理解できるのではないでしょうか。ライブハウスなどでのクラスター感染も、まさにこのエアロゾル感染なのです。

長谷川　新型コロナウイルスに感染して入院中の俳優、石田純一さんの病状が悪化した際、抗インフルエンザ薬のアビガンを大量投与され、回復したことが話題になりました。アビガンは、富士フイルムホールディングス傘下の富士フイルム富山化学が開発したもので、いま、非常に注目されています。

森下　アビガンは副作用（胎児に対する催奇形性）もあるので、投薬には注意が必要ですが、他に治療薬がないなかでは使用せざるを得ないと思います。特に、軽症の方には効果があると一方、重症ではあまり効果がないと報告されているので、症例を選んで使用すべきと思います。また、エボラ出血熱の治療薬として開発されてきたレムデシビルも、重症例では有効性が高いようで、期待されています。緊急承認を日本でもされるようですので、重症者にとっては、非常に良いニュースです。ワクチンが完成するまではまだ時間がかかりますので、対症療法をいろいろと見出していく必要があります。

発表を遅らせた武漢市長の私利私欲

長谷川　ところで、武漢で初のウイルス感染者が公式に確認されたのは、２０１９年12月8日でした。まずは、そこを起点にして中国政府、武漢市政府の愚かなふるまいを振り返ってみたいと思います。

原因不明の肺炎が8日に確認されてから、武漢市の医師たちは同30日、SNSのグループチャットで感染拡大の危険性を語った。すると、市の警察は年明けの1月3日、医師らを「事実でない情報をネットに流した」として呼び出し、訓戒処分にしました。その1人、李文亮《りぶんりょう》さんはその後、新型コロナ肺炎に感染し、亡くなりました。この問題がネットで炎上し、李医師が中国で英雄視されたのは、ご承知のとおりです。

武漢市が新型コロナ肺炎患者の発生を公表したのは12月31日でした。すでに患者発生を確認してから3週間以上も経っていた。どう考えても遅すぎますよね。そして、そのあとの武漢市政府の動きもおかしい。市政府当局が医療関係者に、「肺炎患者に関する情報、感染拡大に関する情報を一切洩らすな」と箝口令《かんこうれい》が敷かれていた。

なぜなら武漢には大きな政治イベントが控えていたからでした。1月6日から10日は武漢市で「両会」と呼ばれる人民代表大会（議会）と政治協商会議（諮問会議）が、同月11日から17日までは湖北省での両会が開催されるスケジュールが組まれていた。そして毎年3月に北京において全人代（全国人民代表大会）が開かれるわけで、この武漢市と湖北省の2つの人民代表大会は、全人代の前夜祭とでも言えるでしょう。

武漢市長にとって、この２つの人民代表大会はきわめて大切なものでした。そこでの評価が今後の昇進にかかわってくるからにほかなりません。にもかかわらず、２つの人民代表大会開催の前に新型コロナ肺炎が発生してしまった。これが拡大すれば、自分の出世は諦めなくてはならない。それどころか左遷に違いない。これが、発表が遅れた一番の理由でした。まさしく政治家の私利私欲そのものです。

それを裏付けるのが、１月９日には専門家チームが新型コロナウイルスを検出し、死亡者がいたにもかかわらず、市長は18日（湖北省の人民代表大会閉幕の翌日）に市内で、４万世帯が参加した大宴会を催していたことです。２つの人民代表大会が終わるまでは、市長は感染拡大に表立って動かなかった。

いまでは「この宴会が大流行の原因になった」という見方が有力です。市長は新型肺炎発生の重大事を上層部に隠しておきたかったのでしょう。

当初は中国からの情報、その手のウイルスに絡む情報というのは、森下先生のようなお立場でも入ってきたのでしょうか？　それとも入ってこなかったのでしょうか？

森下　長谷川さんが手にされているような政治的な情報は私には入ってきません（笑）。しかし、さすがにネット時代ですので、科学的な情報は確認していますが、今回は早かったですよ。新型コロナウイルスの遺伝子の解析情報が出てきたのは1月でしたから、感覚的に言えばすごく早かったと思います。実際に大流行のスタートが11月とされているから、それを考えれば少し時間がかかっているとも言えますけどね、でも、感覚的には早かったですね。

長谷川　なるほど。あとで論議になるはずですが、実はいま世界が第2次大戦以来と言われるほどの惨状を呈しているのは、中国政府が疫病の発生と感染拡大を隠蔽、放置したからであって、真相解明は当然として、中国の責任を追及し、賠償を求めていく包囲網が出来上がりつつあります。

その1つのポイントが、11月から始まり、12月、それから翌年1月の少なくとも上旬ぐらいまでの時点まで、中国はその情報を開示しなかったことです。武漢市衛生健康委員会は「1月3日以降、新たな感染者はいない」と虚偽の発表を行ったけれど、実際には武漢市内の多くの病院に患者が殺到し、長蛇の列が外にまで続いているありさまでした。

だから「隠蔽」なのだという議論になっているのですが、いつ頃まで隠していたのかとか、具体的な時期は定かではありません。

時期は前後しますが、実は、香港の有力紙「サウスチャイナ・モーニング・ポスト（SCMP）」が「2019年11月7日に、後に新型コロナウイルスと判明する感染者の第1号が発見されていた」と報じています。その感染者は「湖北省の55歳男性」と確認されています。これは、未公表かつ中国政府が公式に確認していない文書に基づく報道でした。SCMPは「文書を見た」と報じています。

さらに、同紙によれば「11月には8人の感染者が出ていた」とされています。

一方、英国の医学誌「ランセット」に中国の研究者が後に発表した論文によれば「12月1日に最初の感染者が確認された」とされています。最初の感染者が見つかったのは、いつか、それは誰でどこだったのか、という問題は中国の情報開示がいつだったのか、という問題と密接に関わっている。それだけでなく、情報隠蔽と責任問題、さらには後で議論する「中国の損害賠償問題」に直結するわけで、決定的に重要です。

SCMPが「見た」という中国政府の未公表資料によれば、12月20日までの段階で「60人の感染者が報告されていた」とされています。そうだとすると、中国政府はどんなに遅くとも、12月20日までには感染の拡大を知っていたはずです。中国政府が潔白を主張するのであれば、少なくとも、この時期前後の資料を公開すべきです。そうは言っ

ソン協会」の報告書に基づく事実経過

2019年11月17日	サウスチャイナ・モーニング・ポスト（以下ＳＣＭＰ）が入手した未公表の中国政府資料によると、湖北省出身の55歳男性に、後にＣＯＶＩＤ－19と判明するウイルスへの感染が初めて記録されていた。ＳＣＭＰによると、11月に８例の類似症例が記録されている。
12月1日	後に、中国の科学者によって出された「ランセット」誌のレポートでは、ＣＯＶＩＤ－19の最初の症例がこの日付に記録されたと述べられている。
12月8日	さらなる患者に症状があらわれたと記録される。後の世界保健機関（ＷＨＯ）の文書では、ＣＯＶＩＤ－19の最初の症例がこの日付に記録されたと報告している。
12月中旬	ＳＣＭＰが確認した未公表の中国政府文書によると、毎日１～５件の新たな症例が記録されている。
12月20日	ＳＣＭＰが確認した未公表の中国政府文書によると、確認された症例はこの日までに60件報告されている。
12月27日	ＣＯＶＩＤ－19の「内部告発者」として有名になった故李文亮医師の友人は、この日に彼の所属する医学部が武漢疾病管理予防センターに新しい感染症のアウトブレイクを最初に報告したとしている。この日、ウイルスの診断にかかわった別の医師は、後に「ヒトからヒトに感染すると確信していた」と話している。ＳＣＭＰの報告書で確認された未公表の中国政府文書によると、現在までに１８１例の感染が記録されている。

英国シンクタンク「ヘンリー・ジャク

12月30日	李医師はこの日、〝ＳＡＲＳのようなアウトブレイク〟について友人たちにメッセージを送った。彼とメッセージを受け取った友人たちは後に警察の取り調べを受け、李医師は「破壊的なうわさ」をこれ以上広げないという誓約書に強制的に署名させられた。医療当局は、スタッフがアウトブレイクを公表することを禁止し、必要なデータを配布する承認を遅らせることで、ウイルスを調査する努力を妨げる。未公表かつ未承認の中国政府の文書では、ＳＣＭＰの報告書によれば、感染者の総数は２６６人。
12月31日	中国は、アウトブレイクをＷＨＯに報告。武漢市の衛生当局による控えめな公示により、27例の新型インフルエンザのアウトブレイクが報告された。このうち7例は重篤で、華南海鮮卸売市場に関連するものであるが、ヒトからヒトへの感染を示す明確な証拠はまだないとし、持続的な発熱がみられる患者には医療機関を受診するよう勧める。 中国共産党の習近平総書記の新年の挨拶では、このアウトブレイクにはまったく言及していない。 中国国営の新華社通信は、すべての事例は武漢の華南市場と関連があり、ヒトからヒトへの感染の証拠はないと報じる。
2020年1月1日	華南市場閉鎖。市場内の動物販売エリアから31の生体サンプルが収集され、後に、それらにＣＯＶＩＤ－19に類似したウイルスＤＮＡが含まれていたと省のメディアで報告される。未公表の中国政府文書で確認された感染例は、ＳＣＭＰの報告によれば合計３８１件である。

ソン協会」の報告書に基づく事実経過

1月2日	この日、武漢市内のある病院で新たに確認された41人の患者のなかには、華南市場に行ったことのある27人の患者が含まれていたが、残りはそうではなかった。
1月2〜16日	武漢当局は、新規症例数が大幅に減少したと主張している。この時期になると、武漢には新年のお祝いのために大規模の人数が出入りするようになる。
1月6〜11日	湖北省の中国共産党は、省人民代表大会の年次会合を開催。
1月7日	国営新華社通信は、習近平が率いる政治局常務委員会（ＰＳＣ）の会合について報じている。後に、2月15日に発表された2月3日の演説文の中で、習主席はこの会議でアウトブレイクの抑制のための「要件」を出したと判明。
1月9日	妻に感染させ、ヒトからヒトへの感染を実証したＣＯＶＩＤ－19の患者の死亡が記録される。
1月10日	上海の研究所がＣＯＶＩＤ－19ウイルスのゲノム配列決定を完了。この報告はＷＨＯに伝えられる。李文亮医師が、患者の1人からＣＯＶＩＤ－19に感染。
1月11日	西洋の医学誌は、後に、この日までに7人の医療従事者がウイルスに感染したと報告している。中国の公式メディアは、このウイルスに感染した別の医師の事例について言及している。

英国シンクタンク「ヘンリー・ジャク

1月14日	WHOの疫学者は、COVID－19は〝限定的な〟ヒトからヒトへの感染を示していると述べた。対してWHOは「これは〝誤解〟であり、ヒトからヒトへの感染の証拠はない」とするツイートを、中国の保健当局者の言葉を引用して発している。
1月15日	「財新」メディア（政府の支援を受けた民間団体が出資する主要なメディアグループであり、明らかに中国の政府に最も反抗的なメディアの1つ）は、この日、1人の放射線科医が武漢病院で50例の新たな症例を発見したと報告している。
1月16日	武漢市衛生健康委員会は、このウイルスはヒトからヒトへの感染で広がった可能性があると述べる。
1月18日	武漢のある地区で行われた宴会で、4万人の客に手作りの料理が振る舞われ、直後、多数のウイルス感染が発生。
1月20日	習近平がアウトブレイクに関する最初の公式声明を発表。「タイムリーな情報公開の必要性」に言及している。
1月22日～23日	武漢がロックダウンされる。武漢市長は後に公式声明（1月26日）で、このときまでに500万人の旅行者が既に武漢を出発したと述べている。
1月23日	WHO国際保健規則（IHR）緊急委員会がジュネーブで開催される。ヒトからヒトへの感染が観察されたことに言及しているが、国際的懸念による公衆衛生緊急事態（PHEIC）を宣言する決定は延期。中国は、COVID－19ウイルスのヒトからヒトへの感染の可能性の完全な理解のため、WHOとさらに協力するよう求められる。

ソン協会」の報告書に基づく事実経過

1月25日	旧正月の始まり。2月15日に公表された習近平国家主席の2月3日の演説文によれば、習近平国家主席は1月25日にCOVID－19に関する別のPSCの議長を務めたが、問題に対する継続的な関心を示すために苦労しているようだった。湖北省の住民5600万人が、ロックダウン下にある。
1月27日	習近平国家主席は、COVID－19対策特別委員会の責任者に李克強首相を任命した。
1月28日	習近平国家主席は、WHO事務局長のテドロス・アダノム氏と会談を行う。習近平国家主席は、この感染症に対しての中国の対応を「個人的に命令している」と国営メディアで報道された。国営メディアはまた、習主席がテドロス氏に「中国政府は感染症について、タイムリーで、オープンで、透明で責任ある方法で情報を公表している」と語ったと伝えている。
1月29～30日	中国最高裁判所は、アウトブレイクに関する「うわさ」を抑制したとして武漢警察を非難した。
1月30日	テドロス・アダノム氏は公衆衛生緊急事態を宣言するWHO会議の議長を務めるが、中国の遅延や不明瞭さについては言及していない。
2月3日	中国の国営メディアは、アウトブレイクに対する中国共産党の対応のメリットについて宣伝を開始する。
2月5日	中国の習近平国家主席が初めて公の場に姿を現し、警鐘を鳴らす前に感染の発生を知っていたと述べた。

英国シンクタンク「ヘンリー・ジャク

2月6日	李文亮医師がCOVID－19感染合併症により死亡。WHO緊急委員会顧問のジョン・マッケンジー教授は、国内外の死者数を減らすことができたかもしれないタイムリーな情報を中国が共有していないことを強く批判した。テドロス・アダノム氏は後に「マッケンジーはWHOのスタッフではない」とこれを一蹴した。
2月7日	中国のソーシャルメディアで、検閲をすりぬけ、悲しみと怒りの波が急速に広がる。中国共産党の内国規律執行庁（Internal Disciple Enforcement Agency）が、李医師への迫害に対する「大衆の不満」の調査を発表。
2月10日	習近平国家主席が、COVID－19に対する活動の指揮と指導力を示すため、マスクを着用して現れる。
2月12日	湖北省で報告された新規症例数の突然の急増（1日で新たに1万4840例が確認された）は、他諸国から、以前の報告が過小であったのではとのより強い懸念を生じさせた。湖北省で新たな感染が確認された数時間後、共産党の、省と自治体の代表が解任された。
2月24日	中国の司法当局によって、野生生物の売買および摂食が禁止される。
3月10日	アウトブレイクが減少し始めたことに伴い、習近平がついに武漢を訪問。
3月11日	WHOが世界的パンデミックを宣言。

ても、絶対に公開などしないでしょうが。

先に触れた李医師は「12月27日には、友人たちが所属する病院の医局が武漢の疾病予防管理センターに感染拡大を報告していた」と記しています。別の医師は同じ日に「この病気はヒトからヒトに感染する」と発言していました。

以上のタイムライン（事実経過）は、英国の外交シンクタンク「ヘンリー・ジャクソン協会」が発表した新型コロナウイルスの賠償問題に関する報告書に添付されている事実経過の一覧表（前頁）に記載されています。

この報告書はネットに公開されていますから、いずれ日本でも賠償問題を議論する際には、基本資料の1つになるでしょう。

感染拡大のリスクを知りながら国のメンツを優先した習近平政権

長谷川 習近平国家主席が「断固として蔓延《まんえん》を封じ込めよ」と指示したのは、1月20日でした。習氏は後になって「自分は1月7日に感染対策を指示していた」などと言っていますが、これは言い訳でしょう。23日に武漢封鎖を決めたけれど、時すでに遅し、市長は26日に「封鎖前に500万人が街を出た」と認めています。

1100万人都市の武漢から人口の45％の500万人が逃げ出したわけですが、このときの手順も不可解でしたね。

都市封鎖のような強硬手段をとるなら、秘密裏に準備し、発表と同時に電光石火で断行しなければ意味がありません。ところが、指導部が「23日午前10時を期して公共交通を停止する」と発表したのは、8時間前の23日午前2時5分。多くの市民は、その間に武漢をあとにしていた。なかには、感染者も多くいたに違いない。

この空白の8時間について、中国専門家の遠藤誉氏は「世界保健機関（WHO）に緊急事態宣言を出させないためだった」と推測しています。WHOの緊急会議が22日夜に開かれるので、その前に封鎖方針をWHOに伝えて、「緊急事態宣言」の発出を避けたかったのではないか、という見方です。

それが事実とすれば、中国指導部は感染拡大のリスクを知りながら、国のメンツを優先したということになります。対応の酷《ひど》さは武漢市だけではなく、北京の指導部も同じだったわけです。

李医師の死亡が報じられ、ネットで英雄視されると、中国指導部は情報統制を強化しました。国営メディアが李医師の追悼文を掲げた一方で、市民たちが追悼の言葉をネットに上げると、五毛党と呼ばれる集団、つまり、政府に否定的なサイトや意見を見つける連中が、次々とネットから削除し始めたのです。これは何を意味しているのでしょうか。

抗議運動に転化するのを恐れているのです。これには、中国指導部がけっして忘れられない前例があります。１９８９年6月4日の六四天安門事件です。

天安門事件は、直前の4月15日に死去した改革派の胡耀邦《こようほう》前総書記に対する追悼運動から始まりました。学生たちは胡耀邦氏の死去を悼み、彼が進めようとした政治と経済の改革を求めて、自然発生的に天安門広場に集まった。それが巨大なうねりになって、共産党は最終的に武力で鎮圧せざるをえなくなったのです。

今回も李医師追悼を放置すれば「抗議の矢が自分たちに向いてくる」と警戒し、先手を打ってネットの発言を規制したのです。実際、李医師の追悼運動はネットを通じて、あっという間に中国全土どころか、世界にも広がって、このままなら「あわや、天安門の再現か」という様相を見せかねない展開でした。

日本でマスクが足りない最大の理由

森下　ある時期を境に中国から論文がバンバン出始めたのは覚えています。行政報告で患者数や死者数などを隠蔽しているかどうかは不明です。私がわかるのは、サイエンスの面ですから、その点でいえば今回の中国については比較的透明性は高かったと思います。新型コロナウイルスにどういう薬が効くかどうか、どういう遺伝子変異を起こしているかとか、あるいは先程申し上げた感染経路とか、そういう論文は数多く出てきましたね。ご承知のように、いま中国は医学分野の論文をすごい勢いで出しています。

それらはわれわれが今回のウイルスを理解するために役立っていますし、世界中から遺伝子情報のすり合わせができているのも、中国発の論文がベースになっているわけです。それを元にして世界中の科学者が変異の状況がどうなっているかを調べているのですから。

長谷川　なるほどね。非常に意地悪く言えば、今回の中国のふるまいについて、アメリカを中心に「放火魔が消防士のふりをしている」との声が高まっています。

それはそうですよね。ウイルスを発生させ、隠蔽に走り拡散を放置、大感染させた加害者である中国が、その後いつのまにか被害者役を演じて、今度は他国を支援しているわけですから。

森下 日本でマスクや防護服が足りない理由にもつながっているかもしれませんね。日本企業が中国大陸で生産したマスクを中国政府が差し押さえているから、日本に入ってこない。

長谷川 これは泥棒ですよ。盗人猛々しいとはこのことだ（笑）。アメリカでも同じような被害に遭っています。中国に進出したアメリカの医療品メーカーがマスクなり防護服なりさまざまなものを作っているのだけれど、それらを中国政府がアメリカに輸出することを禁止しているわけです。そのことをいま、トランプ政権が非常に問題にしている。それをイタリアとかスペインに配って、支援者の顔をしているかもしれない（笑）。それを根拠にアメリカが中国を訴えるということもあると、私は思っています。

森下 中国がいろいろな意味で感染情報をコントロールしているのは事実だけれど、科学的にそれを判断するのは難しいですね。事実と悪意があったかどうかについてなかなか見えてこないですからね。

チーム・チャイナ化しているWHO

長谷川　WHOが中国の息がかかった組織であるのは、いまや世界中に知れ渡っています。3月11日になって、ようやくパンデミック（感染の大流行）を宣言しましたが、遅きに失した感は否めません。

事務局長のテドロス・アダノム氏はエチオピアの元外相です。エチオピアは中国肝煎《きもい》りのプロジェクト、一帯一路《いったいいちろ》構想の優等生と言われ、ジョンズ・ホプキンス大学高等国際問題研究大学院（SAIS）の中国アフリカ研究所（CARI）によれば、2000年から2017年までに中国から総額137億3800万ドル（約1兆4300億円）の融資を受けてきた。アフリカ諸国のなかでは、アンゴラに次ぐ第2位の金額です。

ところが、その資金でまかなってきた首都アディスアベバとジブチのジブチ港を結ぶ鉄道敷設事業は、採算性に疑問符が付いている。ご多分に漏れず、エチオピアも中国が仕掛けた「債務の罠《わな》」にハマっているわけです。そうであれば、なおさら中国のご機嫌を損ねるわけにはいきません。債務をまけてもらおうと思ったら、中国とはけんかできないのです。

森下　私の印象では、テドロス事務局長のみならず、ＷＨＯの幹部全体が中国に遠慮しすぎているような印象を受けました。

長谷川　そうです。中国にすり寄る姿勢は事務局長だけではありません。それは、新型コロナウイルスに関するＷＨＯと中国の合同調査チームが２月24日に北京、翌25日にジュネーブで開いた２度の記者会見を見れば、よくわかります。

チームの責任者であり、ＷＨＯ事務局長補佐を務めるブルース・エイルワード氏は25日の会見で、合同調査チーム結成の経緯を説明しました。

それによれば、チームの設置は１月28日、テドロス事務局長と会談した習近平国家主席の要請で決まったと発言。続けてテドロス氏は臆面もなくこう言い放ったのです。「中国が（疫病制圧に）いかに大変な仕事をしてきたかを、世界と中国国民に伝え、評価し、教訓を得るためだった」。つまり、最初から「中国の宣伝」が目的だったのですね。

調査チームはＷＨＯから13人、中国が12人のメンバーを出して構成されました。日本からは、国立感染症研究所の専門家が参加した。アメリカも専門家の派遣を申し出ましたが、中国は拒否した。「宣伝には役立たない」どころか「都合の悪い事実の証拠を発見されたら、一大事」とみたからでしょう。まあ、中国とすれば当然でした。

チームは北京を皮切りに、グループに分かれて四川省、広東省、発生地である湖北省の武漢に入り、医療関係者などから新型コロナ肺炎への対応を聞いて回りました。その結論は「中国国内では感染のピークは過ぎた」という、実に楽観的見通しでした。

エイルワード氏は北京での会見で「２週間前に北京に到着したとき、新たな感染者の数は２４７８人だった。だが、いまは４１６人。８割も減った」と数字を挙げて、ピーク越えを強調しました。

中国の発表する数字が信頼できないのは、世界中が知っています。エイルワード氏自身も「ときどき変わる数字に疑いがあるのは承知している」と認めながら、「ある省では、４万６０００人もいた発熱患者が１万３０００人に減った」と懸命に自説を擁護していました。

それだけではない。彼が訴えたかったことの核心は、そこではなかったのです。

彼は、中国が感染拡大防止に「いかに力を注いできたか」という点を力説し、「われわれは武漢の人々に借りがある。いつかこの新型肺炎の流行が終わったとき、世界は彼らに感謝しなければならない」とまで述べて、集まった海外メディアをシラケさせました。ジュネーブでは、最新の医療技術をフル動員した中国の素晴らしさを強調して、「もしも私が新型コロナウイルスに感染したら、中国で治療を受けたい」とまで言い放っています。中国へのごますり、へつらいも、ここまでくると唖然《あぜん》とするほかありません。

「世界は中国を見習うべきだ」と訴えかけたＷＨＯ事務局長補佐

森下　アメリカも、ＷＨＯ改革を訴えていますね。

長谷川　まだ続きがあります。北京での会見で、エイルワード事務局長補佐はこんなことまで述べたのです。

「（習近平）国家主席は、『こんな厄災を2度と起こさないために改革が必要だ』と言っている。ちゃんと問題を認識しているのだ。率直に言って、われわれは中国ほど迅速に対応できないのだから、われわれも自分たちの体制を見直す必要がある」

「中国では大衆の力が動員され、それがうまくいった。われわれも同じようにやるべきだ」

一言に要約すれば、彼は「世界は中国を見習うべきだ」と訴えかけたのです。

アメリカの中国専門メディア「エポックタイムズ」（日本語版・大紀元）は、このWHOの調査について「独立調査ではなく、中国当局が段取りをして、当局の監視下で行われた『プロパガンダ（宣伝）活動である』」と報じていましたが、まったく同感ですね。

世界の人々の健康を守るべきWHOの専門家に「武漢に感謝すべきだ」とか「中国を見習え」などと言われると、違和感を通り越して呆《あき》れるしかありません。彼は、発生源が武漢だったことを忘れてしまったのでしょうか。話は逆だ。中国は世界に謝罪すべき立場なのですから。

森下　よほど資金面で中国に支援されているのでしょうね。

長谷川　当然ね。４月23日、中国政府はWHOに対する寄付を3000万ドル（約32億円）追加する、と発表しました。中国は3月に2000万ドルの寄付を表明しているので、寄付総額は5000万ドルになったということです。

実にわかりやすい展開ですよね。個人レベルでも、調査に当たったWHO側メンバーは多くの便宜を図ってもらったのだろう、と推測するに難くありません。実は、アメリカもそう睨《にら》んでいるのではないか、と見ています。

森下　「ＷＨＯは中国寄りだ」とするトランプ大統領は、中国からの渡航制限をＷＨＯが反対したのを受けて、ＷＨＯへの資金拠出をストップしましたよね。従来はどれくらいの負担を引き受けていたかご存じですか？

長谷川　これについて、ロバート・オブライエン大統領補佐官（国家安全保障問題担当）が4月21日、ラジオのインタビューで「ＷＨＯは中国に支配され、中国のプロパガンダ（宣伝）の道具になっている。アメリカは約5億ドル支払っているが、中国は４０００万ドルだ」と語っています。中国とはケタが違う。

さらに同補佐官はこう述べています。「中国がＷＨＯに影響力を持つために、別に資金を支払ったのかどうか、詳細に調査している」。要するに、裏金を疑っているのですよ。大事なポイントなので、その話をしましょうか。

アメリカの政権が「安全保障に関わる裏金調査」をするのは、珍しい話ではありません。それどころか、専門のスタッフが日常的に調査をしています。テロを未然に防ぐには、舞台裏で起きている「カネの流れ」を追及するのが、有力な手がかりになるからです。

実務を担うのは、税務金融当局もさることながら、実質的には中央情報局（ＣＩＡ）

や連邦捜査局（ＦＢＩ）などの情報機関です。今回は中国やＷＨＯなど外国絡みなので、実行部隊は海外案件を扱うＣＩＡが中核とみて間違いないでしょう。

これだけでも、トランプ政権は、今回のパンデミックを国家安全保障に関わるテロ並みの重大問題と認識しているのがわかります。

私が驚いたのは、大統領補佐官が自らラジオ出演し、「裏金を調査中」と公言したことです。大統領補佐官が「裏金の疑いがある」と言ったんですよ。これは大変な発言です。本当に裏金が支払われていたなら、ＷＨＯのコンプライアンス問題になるだけでなく、もらっていたのが個人であれば、脱税に直結します。つまり刑事事件になる話なんですから。

一歩間違えれば、個人の名誉毀損にもなりかねません。そんな重大な話をラジオで公言するなんて、とても普通ではない。ついでに言えば、大統領補佐官、なかでも国家安全保障問題担当というのは、実質的にＣＩＡ長官よりも偉いんです。大統領の側近中の側近ですから。

そんな立場にいる人間がラジオで語る以上、発言内容は事前に全部、ＣＩＡの現場の了解を得ている。おそらく、大統領の了解も得ているでしょう。そうでなかったら、調査をしている現場のCIA職員たちは「なんてことを言うんだ。そんな話をしたら、相手に証拠を全部潰されてしまうじゃないか」と怒るに決まっています。

ということは、何を意味するか。大統領補佐官の発言を翻訳するならば、「すでに核心部分の調査は終わった」「クロの証拠を押さえた」と捉えるべきです。

要はオブライエン大統領補佐官の「握った証拠を基に、これから徹底追及するぞ」という戦闘開始宣言なのです。これを聞いたWHOのテドロス・アダノム事務局長ら幹部は、どんな心持ちでいるのでしょうか。

さらに言えば、わざわざ大統領補佐官が裏金調査を公言したのは、テドロス事務局長らを揺さぶる意図があったのかもしれません。調査中と聞いて、慌てて証拠隠滅を図れば、罠にハマったも同然になります。CIAはカネの流れを含めて、WHO幹部の動静を逐一、監視しているはずですから、証拠隠滅自体が新たな不正の証拠になってしまう。CIAには、財務省のプロフェッショナルなども出向しています。カネの流れを監視する能力も法的権限もあります。

余談ですが、私が30年以上も前に留学していたジョンズ・ホプキンス大学の高等国際問題研究大学院（SAIS）には、CIAから来ていた院生もいました。とても優秀で、クラスの中でも独特の異彩を放っていました。ジョンズ・ホプキンスだけでなく、ハーバードやプリンストンなどにもＣＩＡ出身や、これからＣＩＡに行く学生がゴロゴロいます。ＣＩＡはアメリカの官僚組織のなかでも特別なのです。

そんなＣＩＡ相手では、ＷＨＯはとても太刀打ちできないでしょう。ここからは興味深い展開になる、と思います。

トランプ政権は中国と本気で戦う決意を固めています。５月１日付の米紙「ワシントン・ポスト」は、トランプ政権が新型コロナウイルスを世界に拡散させた中国を罰して、損害賠償を払わせる方策を検討している、と報じました。トランプ大統領自身も会見で、賠償請求について問われ「もっと簡単な方法を検討している」と述べています。

さらに、トランプ大統領は５月３日、米「ＦＯＸニュース」との会見で「武漢ウイルス研究所からウイルスが流出した」との見方について「何が起きたかを正確に示す、非常に強力な報告書を出す。非常に決定的なものだ。中国はひどい失敗をした。認めたくなかったんだろう」と述べました。こうなると、中国はますます追い詰められた形です。具体的な賠償方法については、第６章で議論しましょう。

もしも習近平国家主席の国賓訪日が実現していたら?

長谷川　さて、こうなると、中国べったりのWHO幹部の発言の数々を「中国のポチになったWHOのたわごと」と切り捨てるのは簡単です。けれども、それほど事は単純ではない。なぜなら、新型コロナウイルス退治で、ほかならぬ日本が中国と連携しかねないからです。私はその点を心配しています。

なぜかといえば、当初の段階では、その徴候も垣間見《かいまみ》られたからです。

安倍晋三首相は2月28日、来日した中国の外交トップ、楊潔篪《ようけつち》・中国共産党政治局委員（中央外事活動委員会弁公室主任）と会談しました。中国の政府系メディア「人民網日本語版」によれば、首相は会談で「日本は中国が感染対策で上げた積極的な成果を高く評価し、中国との情報共有や感染対策などで交流と協力を強化し、国際社会に向けて『国際的に懸念される公衆衛生上の事態』に手を携えて対応する」と表明した、というのです。

日本の首相官邸と外務省のホームページは、記者団に公開された会談冒頭部分を紹介しているだけで、非公開部分の詳細なやりとりは公表していません。だから、「人民網」の記事は中国に都合のいい部分を強調している可能性はあります。とはいえ、中国の宣伝戦に乗せられかかっているのだとしたら、心配です。少なくとも、2月下旬の段階では、中国を警戒している様子はほとんど、うかがえません。それどころか、ようやく従来の友好路線に戻ったのを大事にしたい気分があふれていました。

安倍政権は3月5日になって、4月に予定されていた習近平国家主席の国賓訪日延期を発表しました。同時に、中国からの入国制限も実質的に中国全土に拡大した。遅きに失したものの、やらないよりはマシでした。

もしも4月訪日が実現していたら、習氏は「日本の新型コロナウイルス制圧作戦に協力してあげよう」と言い出しかねなかったでしょうね。そんな話になったら、迷惑を撒き散らしたのは中国なのに、まさに「上から目線」「説教強盗」のようなものです。醜悪というほかありません。

とはいえ、決めたのはあくまで延期であって、中止ではありません。外交上は、いまでも「いずれ国賓として招待する方針が続いている」のです。では、習氏の国賓来日はありうるのか。私は新型コロナウイルスを発生させ、感染拡大を隠蔽し、世界に膨大な被害を撒き散らした事実を踏まえれば、国賓来日などありえない、と思います。そんなことをしたら、世界の笑いものになってしまう。とりわけ、同盟国のアメリカが本気になって中国共産党の責任を追及し始めているのに、日本が親玉の習氏を歓迎できるわけがないでしょう。そんなことをしたら、国民も怒るに決まっている。安倍政権が倒れてしまうような話になる。

中国との付き合い方は根本的に見直さざるをえません。この論点は、また最終章でしっかり議論したいと思います。

第2章　ＥＣＭＯや人工呼吸器が足りなくなると何が起きるのか？

第2の文革が垣間見えた中国の疫病制圧作戦

長谷川　新型コロナウイルス肺炎の発生地である湖北省の省都・武漢に対する封鎖措置が2020年4月8日に解除されました。1月23日以来、76日ぶりのことでした。ただ、武漢市民は依然として外部と自由な行き来を許されているわけではありません。ですから、新華社あたりは、武漢封鎖の解除はされたけれど、完全な開放ではないと伝えています。

いったい、中国はどのような方法で武漢封鎖に漕《こ》ぎつけたのか。

日本が感染拡大で大騒ぎし始める直前、中国では、まさに文化大革命のような悲劇が始まっていました。出発点は、習氏の腹心2人が湖北省と武漢市のトップに就任した人事でした。日本のマスコミは人事を「現地の責任者が更迭された」と処分の側面から報じていましたが、中国の人々にとっては「悪夢の始まり」だったのです。

3月8日付の「産経新聞」によると、習氏の指令で感染押さえ込みを「人民戦争」と位置付けている中国当局は、感染者が公共交通機関を利用するなど「隔離違反」をした場合、刑法の公共安全危害罪を適用し、厳罰に処するキャンペーンを展開していました。同法違反の最高刑はなんと「死刑」です。WHOの責任者は「そんな中国を見習え」と言っていたわけです。まったく、とんでもない話です。

森下　そして、その頃でしたかね。各地でマスクをしていなかった人たちを数珠《じゅず》つなぎにして街中を引き回すシーンが見られたのは。毛沢東体制下で、文化大革命時代にタイムスリップしたかのようでした。

長谷川　そうです。実に嫌な光景でした。2019年5月だったと思いますが、テキサス大学サンアントニオ校のブラッドリー・セイヤー教授（政治学）と中国の民主化を求める市民団体（CPIFC）副代表のリンチャオ・ハン博士は、アメリカの硬派系メディア「ザ・ヒル」に、「中国の大衆監視システムは人権侵害」と題した連名の論文を発表しています。それによれば、中国共産党はSkynet、Safe City、Sharp Eyesという3つのプラットフォームからなる監視システムを構築し、中国人と外国人居住者、訪問者の動静を日常的に監視しているそうです。

中国全土に27億台の監視カメラ設置を計画し、銀行データやモバイル決済アプリ、SNSアプリのWeChat《ウィーチャット》、社会信用スコア、身分証明（ID）カード、生体認証情報、携帯電話、テレビなどと組み合わせて、監視システムを構築しました。

「月刊Ｈａｎａｄａ」2月号の連載記事で、私は新疆《しんきょう》ウイグル自治区におけるウイグル人弾圧の実態を紹介しましたが、実はウイグル人だけでなく、普通の中国人も街や自宅で行動を監視されていたのです。たとえば、アメリカ人がWeChatを使って中国の友人と話をした、としましょう。すると、友人は直後に、当局からＳＮＳメッセージを受け取るのです。「お前はアメリカのスパイなのか」という警告です。今回の新型コロナウイルス制圧作戦で、そんな監視システムがフル稼働したのは想像に難くありません。

武漢市では、公安警察が市民の自宅を1軒ごとに訪ね、発熱者がいないかどうか調べて回りました。ヒトラーのナチスがユダヤ人狩りをした光景を思い起こさせます。中国共産党はそんなアナログ手段だけでなく、ハイテク技術も駆使していました。

街のなかはもちろん、自宅のなかも、携帯電話やコンピュータに搭載されているカメラを通じて監視していた可能性があります。たいていのコンピュータにはカメラやマイクがついていますが、このカメラやマイクを遠隔操作で起動させるのは、そう難しくない。彼らの技術をもってすれば、市民ジャーナリストや内部告発者が YouTube に動画をアップしたとき、発信源を突き止めるくらいは朝飯前だったでしょうね。

だいたい、中国のコンピュータには、もともと中国製のソフトがインストールされているんですから、いざとなったら、こっそり埋め込んでおいた遠隔装置を使えば、なんでもできるでしょう。ファーウェイ（華為技術）製の通信機器に秘密のバックドアが仕込まれていて、西側の機密情報が中国に筒抜けと言われていますが、中国国内だったら、それどころではありません。元からなんでもあり、なんだと思います。ファーウェイ疑惑は国内で何も問題なく、普通にやっていたことを、実は国外でもやっていた、それがバレたという話でしょう。中国という国を私たちのような普通の国と思ったら、大間違いです。

こうした中国の疫病制圧作戦を日本が手放しで評価できないのは、当然です。中国ではこの間、毛沢東時代を思わせるような人権弾圧が進行していた。中国人にとっては、疫病制圧の裏側で「中国共産党という厄災」が拡大していたのです。

アメリカのドナルド・トランプ政権はいち早く、中国全土を入国制限の対象にしました。習氏が大統領に電話で直接、過度な対応を避けるよう求めた後も、制限を緩和してはいません。トランプ政権は中国の対応を評価しつつも、毅然《きぜん》とした姿勢を貫いてきました。残念ながら、まだ安倍政権はそこまでいっていない。というより、国内の感染防止で手一杯の状態です。安倍政権がトランプ政権の対中姿勢に追いつくのに、どれほど時間がかかるのか、とても心配です。

中国のシカゴと称される武漢

森下　中国政府が疫病制圧作戦を敢行した武漢という場所は、日本人にはあまり馴染みがないですよね。でもたしか、ホンダが武漢市内に3つの工場を持っていて、年間の生産能力は60万台となかなかの規模なのですよ。ただ、それくらいの印象しかないのです。人口は1100万人で中国では深圳《しんせん》に次ぐ大都市というイメージしか湧いてこないのですが。

長谷川　私もそう詳しくありません。でも「武漢とはどういう都市なのか?」と中国人に聞くと、以下のような答えが返ってくるそうです。一番驚いたのが「武漢は中国のシカゴ」というものです。理由は何かと言えば、「武漢はアメリカのシカゴと同じく大学の数が中国一多く、しかも国際および国内カンファレンスが上海並みに多い都市なので、かなり前からそう呼ばれている」のだそうですね。

次に多いのは、「武漢は中国の交通の要衝」という答えです。鉄道網や航空路の枢要のハブとなっているからでしょう。北京、上海へ向かう中継点として非常に都合の良い乗り換え拠点といえます。さらに言えば「武漢は湖沼の都市」という答えも多いそうです。巨大な長江と、その支流の漢江の合流地域に市街を広げることから、全市面積の４分の１を湖沼が占めています。まさに湖の都ですね。

歴史をひもとくと、武漢は宋《そう》の時代から武昌《ぶしょう》という名前で栄えており、歴史の転換点において、重要な役割を果たしてきました。もっとも有名なのは、１９１１年の辛亥《しんがい》革命後、国民党政権の首都となったことでしょうか。

ここらで、新型コロナウイルスの話に戻りましょう。

中国は本当にウイルスに勝利したのか？

長谷川　森下先生はどう思われますか。中国は本当にウイルスに勝利したのでしょうか？

森下　中国はウイルスに決して勝ったわけではないですね。われわれがワクチンの開発をすると発表した２日後に中国大使館から連絡があって意見交換をしました。彼らは「まだ出口戦略がない」と言っていました。

どういう意味かというと、いまはとりあえず上海など武漢以外の都市は開けたけれど、海外との輸入ルートを開けた瞬間に、再発してしまうということです。要するに〝ブロック経済〟として、安全なところだけは開けるが、安全でないところに対して開かない限り、経済は元に戻らないわけです。ですからここから先、出口戦略を作らないと経済が持たない。中国も、日本も、アメリカも。

では、どういうふうに貿易を再開していくかは、実はきわめて難しい問題なのです。これはワクチンを打った国同士でブロック経済を展開するような事態になりかねない。これはとてつもなく皮肉な話なのですが、日本と中国だけが開く、貿易を再開するという可能性もあり得るわけです。要するにこの両国がウイルスを抑え込めたら、交流できるのは安全な国同士なのですから、本来の仲の良し悪しには関係ないということになってしまう。

これがこれから先どうやって世界経済を元に戻すか、サプライチェーンを戻すかについてきわめて重要となってきます。結局、画期的な治療薬ができて、新型コロナウイルスが怖くなくなるか、ワクチンが行き渡るか、もしくは集団免疫が発生するかして、ある程度安全な環境が作れない限り、貿易は再開できないからです。したがって、中国も含めて、まだどの国もウイルスには勝ててなどいないわけですよ。

長谷川　クルーズ船のなかで、清潔ゾーン、不清潔ゾーンを完全に密封していたかしなかったか、区分けできたかできないか、という議論がありましたが、それがまさに国単位で起きるという話になる。清潔な国同士でしか交流できない。貿易、観光などはできない、ということですね。

集団免疫獲得による新型コロナウイルスの制圧は無理

森下　けれども、そうなってしまうと、従来の「資本主義陣営VS共産主義陣営」という構図と異なる、別のブロック経済になりかねません。では、日本がウイルスの心配がなくなった中国に対してのみ開けるかというと、そんなことをしたら大変なことになってしまいます。

だから、どうやって最終的に世界経済を元に戻すかは、きわめて難儀なことなのです。

仮に汚染国が一握りになれば、そこだけ閉鎖すればいいのだけれど……。

長谷川　それに関連してお聞きしたいのは、本来的に今回の「COVID－19」に勝利するとは、いったいどういう状態を実現することなのでしょうか。素人考えでは、1つはワクチンの開発だろうと。ワクチンによって感染を止める。それから患者さんを治す治療薬の開発が2つ目。でも、いまのところ、この2つがないわけですよね。となると、いま、われわれがやっていることは3つ目、人との接触をできるだけ減らすことになります。これがいまの段階ですが、そもそも、このCOVID－19に勝利する、という概念とは何でしょうか。

森下　接触を断つというのはウイルスに勝ったことにはならないから、ワクチンと治療薬でしょうか。もう1つ、集団免疫を獲得することがあります。

長谷川　集団免疫、それがありますね。集団免疫とは要するに、大半の人たちが感染してしまえば、ウイルスが感染する相手がなくなってしまう。それで勝つということです。

森下　これについてはかなり難しいのではないか、COVID－19は集団免疫が成立しないウイルスかもしれないと、私を含めて多くの医者が言い出しています。

その根拠を申し上げると、こうなります。たとえばインフルエンザは集団免疫が成立する確率が高い。なぜかというとインフルエンザはすぐに高熱が出るでしょう。高熱が出るのはウイルス量が非常に多いことを示しています。ウイルスが活発に活動しているから。ということは、いわゆる抗原、抗体を作るための抗原が非常に多いわけです。だから抗体もすぐできるから、集団免疫も出やすい。

ところが今回のCOVID－19、新型コロナウイルスは症状が出ない人が多いでしょう。症状が出ないのはなぜかというと、ウイルス量が少ないからです。抗原が少ないから抗体ができない。あるいはできても非常に少ない。

だからいま、再感染するのではないかとも言われているし、PCR検査で測っても出たり出なかったりするのは、ウイルスが少ないからそういうことが起こるわけです。ということは、結局何度も感染するリスクが否定できない。

最近出た中国の復旦大学の論文では、治癒したと思われる175例のCOVID－19患者の血液を調べてみたところ、約半数近くは新型コロナウイルスに対する中和活性がなく、約1／3は抗体価さえ上がっていなかったと報告されています。ということは、約半数の人は、何度でもこのウイルスに感染してしまう可能性を示唆しています。まだ、抗体検査の精度も不明ですし、他から同様の報告も出ていないので、実態はわかりませんが、もし事実であれば新型コロナウイルスに対する集団免疫を獲得するのは、ワクチンができない限り非常に難しいかもしれません。スウェーデンで集団免疫を持ちつつあるとの報告もでていますが、抗体検査の精度が未だ不明ですし、新型コロナウイルスのスパイク（S）タンパクに対する抗体でなければ、感染防御の役には立たないので、現時点では真実かどうかはわかりません。また、どの程度の期間、抗体が持続するかも不明ですので、免疫パスポートという考え方は、WHOも言っているように、まだ危険です。

抗体がどれぐらいもつかわからない恐怖

長谷川　集団免疫をイメージするために聞きますが、たとえば100人の国家があったとすると、そのうち何人ぐらいが抗体を獲得したら集団免疫になるのでしょうか？

森下　70％ぐらいと言われています。そこまで高まればもう罹《かか》らないと。

長谷川　なるほど。それと関連しますが、イギリスは当初、各国とは異なる集団免疫戦略を進め、後に戦略を変えています。イギリスについてはどのように考えますか？

森下　おそらく当初は新型コロナウイルスについて集団免疫を獲得しやすいと思っていた

のが、そうでもないという情報が出たので、慌てて方向転換したのではないでしょうか。

長谷川　それでは集団免疫路線についてはイギリスのチャレンジだけで、いまはもう世界中で採用されていない、と考えてもよろしいのですか。

森下　ほとんどないですね。集団免疫を期待して何もしないことは、本当にカタストロフィーを招くとわかったからでしょうね。実は、スウェーデンだけが挑戦していますが、死亡率が他のヨーロッパ諸国より高いことが報告されています。それでいま新型コロナウイルスに関してもっとも危惧されているのは、毎年罹る危険性があるのではないかということです。

要するに、治った人を含めて抗体がどれぐらいもつかわからないからです。インフルエンザは毎年でしょう。抗体があっても、早くなくなってしまう。インフルエンザのワクチンは、実は3カ月ぐらいで抗体がなくなってしまう。シーズンの最初は大丈夫でもシーズンの終わりに罹るのは、抗体が消えているからなのです。今回の新型コロナもどれぐらいの期間、抗体がもつのか、まだまったくわかりません。ひょっとしたら毎年繰り返す可能性もあります。

長谷川　いや、それはとても心配です。いまのような状態がこの先、何年も続くとなったら、経済はもたないし、人々の心もどうなってしまうのか。みんな下を向いてしまうでしょう。もうちょっと基本的なところを聞かせてください。そもそも、このウイルスはどうなったら死滅するのですか？

森下　ウイルスは基本的に単独では生き延びられない。細胞内に入り込んで増殖を繰り返さなければならず、細胞のなかに入れなくなったら死滅します。

長谷川　寄生虫のようなものですか。

森下　寄生虫とはちょっと違うのですが、まあそれに近い。宿主が必要なのです。つまり、感染して増える相手がないとダメなのです。そこが大腸菌とかとは違って、要は単独では増えない。ですから、感染が予防されるということは、ウイルスが消えてなくなることを意味します。

長谷川　それでは宿主がなくなったら、ウイルスはどのくらいで死ぬのですか？

森下　いや、すぐ死ぬ。ものすごく湿ったところに残っていても、せいぜい数日。

長谷川　たとえば、いま対談をしているこの机の上にあったとすると。

森下　数十分で死にます。ただし、ドアノブとか、金属の上とかにいれば、ちょっと長い。プラスチックの上では2～3日だと言われているけれど。基本的には普通は数十分で死にます。しかもアルコールに弱いし、石鹸にも弱いから、通常のウイルスだけだったら何ら怖くないのです。今回の新型コロナウイルスが出てきた最初の頃、そんなに怖くないのではないかと言われていたのは、そのせいなのですね。

症状がないのに感染させ、重症化してからが長いのが特徴

森下　それが怖くなってきた理由は何かというと、インフルエンザと致死率自体はあまり変わらないけれども、新型コロナウイルスは厄介な側面を多く備えているのですよ。

1つは、感染力が非常に高いということ。感染を起こすのは、インフルエンザの場合は症状が出てから感染を起こすから、感染者の隔離がしやすい。ところが新型コロナウイルスの場合は、症状がないのに感染するから、得体が知れないわけです。もう1つは、期間についてです。インフルエンザであれば、しんどくても2〜3日で治るでしょう。

ところが、今回の新型コロナウイルスについては2週間くらいかかる。たとえば今回の最後の切り札は「ECMO《エクモ》（Extracorporeal membrane oxygenation）」という体外式人

工心肺装置です。これにつなぐと重症患者の50％は死なずにすみます。生き残れる。つながないとほぼ亡くなってしまいます。ですから、これにつなぐのは最後の手段なのです。

仮にインフルエンザの重症患者につなぐと、2～3日で治るので、1台のECMO関連の機器が空きます。ところが新型コロナウイルスの場合、重症化してからが長い。治るまでに平均約2週間と言われています。もちろん使いっぱなしで。

実際、感染者に比べて、治った方が少ないでしょう。まだ2割ぐらいです。これは、いかに症状の改善が遅いかを示していますし、医療崩壊にもつながっているわけです。時間に直すと、新型コロナウイルスはインフルエンザの5～6倍もかかるわけです。たとえば、1000人の新型コロナウイルス感染患者がいるのは、6000人のインフルエンザ感染患者がいるのと同じなのです。

しかもECMOを使用する場合、医者と看護師を合わせて8～10人を要します。そうすると、ECMOをフル回転させ続ければ、当然、人手不足が生じることになる。

ＥＣＭＯの不足分が死者数になる日がやってくる

長谷川　なるほど、ここで医療資源の問題につながってくるわけですね。これはよくネット上で言われている話なのですが、インフルエンザによる死者は日本で年間1万人程度、ところが今回の新型コロナウイルスはまだ３６０人（4月26日現在）におさまっている。インフルエンザの死亡者数と比べたら桁違いに少ないので、こんなものはたいしたことはない、もっと言えば「武漢風邪だぜ」と軽視する人たちもいるのですが、これについてはどう思われますか？

森下　正直、３、４カ月前だったら、そういうジョークもアリだったかもしれない。でも、もう素人がモノ申す時代は過ぎてしまった。リアルすぎて、ジョークを飛ばすのは無理でしょう。

要するに、いま多数の死者が出ていないのは、単純にＥＣＭＯの数が足りているからにすぎないのです。ＥＣＭＯにつながっている間は、ある確率で死なないわけですから。けれども、新型コロナウイルスがいかに難しいかは、実は退院した人は罹った人の５

分の1くらいしかいないことでもわかります。

ずっとＥＣＭＯにつながった状態か、症状が改善していない人たちが多い。4月末現在でＥＣＭＯはあと800台ぐらい残っているのですが、言葉を換えると、あと800人の重症者が出ると、そこから先はＥＣＭＯが足りなくなるから、ほぼ全員が死ぬことになります。

重症者が2000人を超えたあたりからは、ＥＣＭＯが足りない台数分が死者につながってしまいます。1万人、2万人はすぐに超えてしまうでしょうね。

長谷川　インフルエンザよりも死者数が少ないという比較論は、これから先、この本が出版される頃には、そういう議論はもう通用しなくなっているかもしれない。

森下　もしかしたらではなく、既に現実でも通用しないでしょう。医者が怖がるというのは、よほどのことだと思ってください。

いま一番医者が怖がっているのは、第一線の若手の連中がどんどんコロナ対策班でかり出され、感染してしまうことです。彼らが抜け落ちた穴を埋めるのはわれわれのようなロートルになります。われわれの次は開業医のより高齢の先生方の出番になります。この辺になると、罹患《りかん》したら5人に1人は簡単に死んでいく。もう、えらいことになります。

赤紙が来た！

長谷川　死者の話が出たところで聞いておきたいのは致死率についてです。よくわからないのは、新型コロナウイルス感染者の致死率がたとえば、武漢と中国全土ではかなり差があるし、国別、都市別でも、ばらつきが生じているのはどう考えたらいいのですか？

森下　それは医療崩壊を起こす起こさないによって全然変わる、ということでしょう。

要するに先にもふれたように、ＥＣＭＯや人工呼吸器がなくなると、重症患者はほぼ亡くなりますからね。そうすると、致死率も当然変わってくる。ＥＣＭＯにつながった状態なら、日本では重症患者でも致死率は50％程度。でも、ＥＣＭＯがないとほぼ１００％になってしまう。

人工呼吸器がある状態だと、いまはおそらく致死率に関しては10～15％だと思うのだけれど、これもなくなるとほぼ１００％死亡します。

長谷川　ということは、致死率が云々という議論は、そのときの状況に合わせて考えなければ無意味なのですね。こういうことも、われわれ素人は知らない。

そうだ、森下先生、これは本当でしょうか？　テレビ出演していた医師が、現場ではＥＣＭＯの奪い合いのような状況になっているけれど、重症患者でも致死率は50％程度で半分は死ぬし、ＥＣＭＯ自体も万全の安全性はなくて、後遺症がある、と指摘していました。ここは如何《いかが》でしょうか。


森下　そうですね、ＥＣＭＯにつながれて治った重症患者には、大変な後遺症がありうると思います。ひょっとすると、だいぶ寿命も短いかもしれません。肺が線維化をきたし、かなりやられるみたいです。完全に元に戻るわけではないのです。ですから、とにかく、新型コロナウイルスに罹らないのが一番なのです。

医療状態が確実であれば、新型コロナウイルスの致死率はインフルエンザ並みです。けれども、先刻述べたけれど、６倍、７倍の手間がかかるから、同時発生されると、対応が非常に困難なのです。

私の所属している医局にもついに「赤紙」令状が来ましたね（笑）。医療業界では、戦前の軍隊召集にたとえ、赤紙令状が来たと、冗談を言っていますが、先日普通診療をしている２人がコロナ対策班に招集され、参加することになりました。どんどんこの

ご購読ありがとうございました。今後の出版企画の参考に
致したいと存じますので、ぜひご意見をお聞かせください。

書籍名

お買い求めの動機

1　書店で見て　　2　新聞広告（紙名　　　　　　　　）

3　書評・新刊紹介（掲載紙名　　　　　　　　）

4　知人・同僚のすすめ　　5　上司、先生のすすめ　　6　その他

本書の装幀（カバー），デザインなどに関するご感想

1　洒落ていた　　2　めだっていた　　3　タイトルがよい

4　まあまあ　　5　よくない　　6　その他(　　　　　　　　)

本書の定価についてご意見をお聞かせください

1　高い　　2　安い　　3　手ごろ　　4　その他(　　　　　　　　)

本書についてご意見をお聞かせください

どんな出版をご希望ですか（著者、テーマなど）

郵便はがき

料金受取人払郵便

牛込局承認

9410

差出有効期間
2021年10月
31日まで
切手はいりません

162-8790

東京都新宿区矢来町114番地
神楽坂高橋ビル5F

株式会社ビジネス社

愛読者係 行

ご住所 〒 TEL:　　（　　）　　FAX:　　（　　）			
フリガナ お名前		年齢	性別 男・女
ご職業	メールアドレスまたはFAX メールまたはFAXによる新刊案内をご希望の方は、ご記入下さい。		
お買い上げ日・書店名 年　月　日　　市区町村　　書店			

大学病院も、コロナ対策に応じた体制になっています。医師会も、われわれ大学の教官も一番嫌なのは、「学徒動員」です。これだけは避けたいですね。

既にヨーロッパ各国では、学徒動員が始まっています。イタリアは、6年生の学生を卒業試験免除で卒業させて、全員に国家試験なしで医師の資格を与えて、現場に出しています。イタリアと同じような措置を施したのがフランス、スペイン、そしてニューヨークなど。要は、現場で闘う医者が圧倒的に足りなくなってきているからです。

イタリアではすでに学生1万人が動員されたと聞きました。正直、何もしたことのない学生を1万人も現場に出すのは、かなりきついでしょう。日本医師会の幹部には、かつての日本の学徒動員のイメージが残っている世代がおられるので、これだけはさせたくないと言っています。

長谷川　ちょ、ちょっと待ってください。やっぱりそうか、後遺症が残るんですね。ECMOでそうだとすると、人工呼吸器につながれて助かった人も、なんらかの後遺症が出る恐れがあるかもしれませんね。「助かったから万歳」という話ではないんだ。政府もそのあたりをしっかり説明したらいいのに。なぜかといえば、もし助かったとしても「後遺症が出るかもしれませんよ」という話を聞いていたら、みんなギョッとして、外出自粛も進むかもしれないから。

私はいまの話、「大変な後遺症があって、寿命が短いかもしれない」という話を聞いて、ゾッとしました。それくらいだったら、いっそ死んでしまったほうがいいと思うくらいです(笑)。ようやく、ここまで歳をとって、これから人生楽しむぞ、って思っているのに、残りの人生は「ゼーゼーハーハーで、苦しくてゴルフもできない、スキーもできない」なんてなったら、私は死んだほうがマシですよ。そう考えたら、1カ月や2カ月の外出自粛なんて、なんでもない。いや、あらためて驚いた。そうか、後遺症が残るかもしれないんだ。これは「重重々大情報！」です。感染しても退院できればいい、って話じゃない。

それと、人間ではないけれど、やはり圧倒的に足りないと言われる人工呼吸器を専門メーカーでないところに発注しています。たとえばアメリカではトランプ大統領が「国防生産法」による権限を行使し、ゼネラル・モーターズ、フォード、ゼネラル・エレクトリックに人工呼吸器の生産を要請しました。米トヨタは人工呼吸器メーカーに部品の供給を行うようです。あと日本のメーカーでは、インドのマルチスズキがやはり人工呼吸器を作ると発表していますが、専門メーカー以外のところが立て替えて作るのは如何でしょうか？

森下　実際、機械としては単純なものなのですが、途中で止まったら患者が死んでしまうので、くれぐれも慎重に臨んでいただきたい。規制緩和の観点からどうかと疑義を呈するメディアがあるけれど、微妙ですね。仕様を公開するとか、参入障壁を下げ、審査を迅速に行うなどで安全性を確保して、早める工夫が必要です。

第3章　医療崩壊とＰＣＲ検査

普通のインフルエンザや肺炎とは異なる病気

長谷川　保守系の論客として知られる某・有名教授の新型コロナウイルスをめぐる発言が、ネット世界のなかで話題を呼ぶ時期がありました。

要約すると、新型コロナウイルスは武漢風邪で、せいぜいインフルエンザ程度のものだ。死者数を見ても、たいした数ではない。このままの推移であれば、日本は感染防止に成功する、そんなに大騒ぎして怖がる必要はない、というのです。

そこで問題なのは、そうだとすると、なぜ世間はこんなにも怖がるのか。私の場合、自分が怖がるのは、要するに、治療法がないから、罹《かか》ったら死ぬかもしれない。だから、世界中がパニックになっている。だけど、彼に言わせると、科学の議論と人間の恐怖は、まったく違うものである。まあ、こんなふうに教授は主張されているわけです。

森下　数字の議論については、少ないときの数字を比較しているだけで、イタリア、スペイン、フランス、アメリカについてはすでに悲惨な数字が出ています。新型コロナウイルスは本当にインフルエンザとは違う、ということは、もう事実として明らかになっている。要するに、スペイン風邪と同じことが起こる、と数字は示唆しているのです。何も対策を講じなければね。

だからそれを一生懸命封じ込めているのがいまの日本の姿で、精いっぱい努力して、せいぜいこの程度なのです。この努力がどこかで途切れるときが来たら、それで終わり。それを防ごうと必死に闘っているわけです。

インフルエンザと違うのは、先に申し上げたように、重症化してからが長いという特徴をもつのと、加えて、末梢の肺がやられてしまう。エイズのカリニ肺炎に近い病態を示しているのです。

新型コロナウイルスによる肺の症状は、肺の線維症と似ており、肺が広がらなくなる。なので、急に呼吸困難に陥るわけです。朝はしんどいと言っていた人が、夜には人工心肺装置につながっている、死ぬぐらいに重症化するという患者もけっこう出ています。残念ながら、亡くなった志村けんさんや岡江久美子さんも、このパターンですね。非常に多くの人が肺炎の急激な悪化で死んでいるのです。そこが普通のこれまでのインフルエンザとか、わかっている病気とはまったく違う。

非常に症状の進展が早い。しかも、症状はないのだけれど、ＣＴを撮ると肺が真っ白みたいな状態になっているケースもけっこうある。そういう患者は翌日になると、突然悪くなる可能性が高い。だから熱がないにもかかわらず、肺炎のような症状を示している患者も多いわけです。そのため、パルスオキシメーターによる酸素飽和濃度の測定が重要だといわれているわけです。

検査値に関していえば、ウイルス性疾患なので、白血球はむしろ低くなります。普通は細菌性の疾患は炎症が起きると白血球は増えるわけです。ウイルス性疾患では白血球が減っているケースが非常に多い。細菌による炎症が起きていないので、はっきりとは白血球は増えない。これは熱発などあまり出なくても症状が悪くなる人がいることを示しているのだと思います。

最近出てきた話では、新型コロナウイルスで血管に血栓が詰まる方が多いということもわかってきました。そのため、若い方でも、心筋梗塞や脳梗塞になってしまい、肺炎ではなく心筋梗塞などで死んでしまうわけです。また、末梢の血管にも血栓が詰まり、足や指に潰瘍ができ、切断をするケースも起きています。少し、軽い状態では、しもやけのような状態で、足の指が赤くなってしまいます。これは、微小な血栓が、血管に詰まって起こる症状で、新型コロナウイルスの1つの特徴だと報告されています。

大学病院とは艦隊の〝航空母艦〟のような存在

長谷川　先ほど、私がギョッとした後遺症という話もある。そこはインフルエンザとはまったく違いますね。今回の新型コロナウイルスが新たなステージに入ってくると、封じ込めが不可能となって、日本は医療崩壊を起こすのではないかと危惧《きぐ》する向きもあるのですが、どうお考えですか？

森下　医療崩壊がなぜ起きるかというと、表向きの患者数に対して、ベッド数や医師の数はこれくらいですよね、という数字がありますよね。通常はそこを見比べて、まだまだ余裕があるよねという話をするわけです。ところが、院内感染が起こると、その本来の数の医者が減る。ベッド数が減る。そこで医療崩壊が起きるわけです。

長谷川　つまり、医者や看護師さんが感染して、母数としての医療資源が減ってしまうときですね。

森下　そうそう。患者数が分子だとすると、ここのバランスが取れていれば、医療はもちます、維持できます。基本的には分子が増えるのを前提に考えているのですよ。そして分母は〝変わらない〟という前提で病院は管理されています。

ところが、院内感染を起こすと分母が減る。患者さんから感染《うつ》る院内感染は今回もたいして起こっていません。正直言って、それは隔離ゾーンを設けて、清潔ゾーンと、不清潔ゾーンを分ければ、そうそう起きないものなのです。

ところが今回起こっているのは、まさに「後ろから撃たれる」みたいなもので、突然知らないところで研修医が感染しました、看護師が感染しました、という、よそから持ち込まれる院内感染がきわめて多かったのです。

長谷川　それでは、慶應義塾大学病院の研修医たちは、ふざけているということですか。

森下　いや、あれは完全に防げるかというと難しい。家庭内でも起こることだから。今回はたまたま歓迎会でそういうことが起きたのですが、なかなか防ぎきれない。そうすると、母数がぐっと減るわけでしょう。特に大学病院は〝航空母艦〟みたいな存在なのです。

たとえば東京都という1個の「艦隊」があるとしましょうか。すると、いわゆる感染症指定病院は戦艦クラスに相当します。

でも、感染症指定病院が1つ機能不全に陥っても、戦艦が1隻沈むだけなのですね。

ところが、そこに医者を出しているのは大学病院だから、そういう航空母艦みたいなところが沈むと、医者が出せなくなるから、東京都という艦隊は簡単に全滅する。

要するに、大学病院はバッファー役だから、若い働き盛りの護衛艦級がいっぱいいるわけです（笑）。若い先生方は、普段は通常の医療を支えている存在ですが、今回のような騒動が起きたときは一番頼りになる。

長谷川　撃たれて戦線を離脱する係（笑）。いや、笑っちゃいけない。失礼しました。

一部が沈み始めている大学病院

森下　若い先生方が、第一線の新型コロナウイルスに対応して、ある程度院内感染が起こりうるのは、残念ながらある程度は計算のうちなのだけれど、いきなり艦内で誘爆を受けて沈められると、見積もっていた数字が狂ってしまう。

しかも大学病院などはベッド数が大きいし、ＥＣＭＯが使えるのは大学病院クラス。本来であれば重症になったらそこに運び込むはずなのに、そこが沈んでしまうとなると、運び込めなくなるわけです。

長谷川　そこらの病院ではＥＣＭＯは使えない？

森下　なかなか使えないですね。医者と看護師だけで最低８人は必要です。使える補助員もいるにはいるけれど、滅多にいません。一般的には知られていないと思いますが、話題になっているＥＣＭＯは、本来は心臓外科が通常は心臓の手術に使うものなのです。あるいは重症になったときの敗血症とかね。でも、いまはコロナが最優先ですから、そうした本来使うべきところの治療に使う余裕も、ないわけです。

長谷川　いまの時点（４月16日）で大学病院における院内感染がどれぐらい起きているかというと、報道されている限りでは慶應義塾大学病院、聖マリアンナ医科大、慈恵医科大と京都大学医学部あたりでしょうか。

森下　京都大学はコロナに感染していません。単に非常時に研修医たちが飲み会をして、「お前らふざけんな」と自宅待機を命じられただけで、実際は院内感染を起こしたわけではない。マスコミは基本的に研修医をあげつらっていますが、実際には看護師もけっこう感染しているようです。

医療崩壊に戻すと、現段階で申し上げられるのは大学病院、要は航空母艦のなかの一部が沈み始めていることです。ただし、一部が沈んでいるぶんには耐えられます。けれども、同時発生的に起きてくるともう耐えられなくなってしまう。

ですから、ある地区の大学病院を中心に全部が崩壊するということはあり得ます。

いまでも軽い医療崩壊はすでに起きているのです。手術を先延ばしにするとか、手術の件数を減らしています。医療資源をすべてコロナ用に振り分けなければならないからです。しかも、最近では別の病気で入院された患者さんが、実は入院後コロナウイルスに感染していることがわかり、院内感染の発生源になるケースが増えてきています。入院時に、全員新型コロナウイルスのＰＣＲ検査しないと、入院させるとまずい状況も起こりつつあります。

これからは、ＰＣＲ検査の拡大というステージをこえて、抗原検査と抗体検査を充実させる必要があります。抗原検査では、新型コロナウイルス由来のタンパク質を測定しますので、感染していることが10分程度でわかります。また、抗体検査では、感染後まずはIgM抗体が上がり、その後IgG抗体が上がりますので、いつ頃感染して、まだ感染させうるかどうかが簡易にわかります。これらの検査でまずスクリーニングを行い、その後ＰＣＲ検査を行うことで、患者さんの状態の把握ができるようになります。

長谷川　たとえば、眼科医が新型コロナ対策に駆り出されている、というようなこともあるのですか？

森下　もう、各科とも。どこでも同じでしょうが、内科全科が駆り出されて、外科についても当然コロナ対策に招集されています。また、麻酔科の先生方も、人工呼吸器を使うので、駆り出されていて、手術をしようにも、麻酔をかける先生がいないという状況も起きています。

長谷川　じゃあ、その外科にお世話になっていた患者は誰が診るわけですか？

森下　科は違うけれど、対応できる医師が対応している状況ですね。私も含めて、患者に対して希望を聞いて、90日処方にしています。薬は最大90日分を出せることになっているのです。患者に「来月来たい？」と聞くと、「来たくない」と言うから、「じゃあ次にお会いするのは3カ月後ね」と処方するケースが多いですね。別れ際には「何かあったら来てね」と伝えています。あるいは、オンライン診療も、増えてきましたね。病院に行きたくないという患者さんも、多いですね、

長谷川　普通、私がもらっている薬は1カ月分ですが。

森下　これまではそうでした。患者さんも、1カ月に一度は見てほしいというのが普通でした。コロナ以降はガラリと変わりました。

一番心配なのは、東京都

長谷川　ついでに聞いておきたいのですが、航空母艦の役目を果たしている大学病院において医療用のマスク、防護服、あるいはゴーグルなどが不足していると言われています。現場の実状を教えてください。

森下　全然足りない。本当に逼迫《ひっぱく》しています。先般の阪大病院のアナウンスには思わず笑ってしまいました。「院内でマスクの製作を始めますから」——戦時中のような対応ですよね。神戸大だったか、マスク供給は週に1枚とかという話も、よく聞きます。防護服も足りません。阪大も自作しているという話を、松井大阪市長が大阪府と大阪大学、公立大学法人大阪、府・市病院機構の連携締結の場（4月14日締結発表）で聞き、雨合羽の提供を呼び掛けるという場面もありましたが、本来は患者さんを診察するごとに交換するべきものですから、逼迫しています。

4月16日に正式発表があったのですが、全日空のCAが不足している医療用ガウンの縫製に協力するといいますから、もはやこれは「欲しがりません勝つまでは」の世界ですね（笑）。事ほど左様に現場は緊迫しています。

長谷川　その不足甚だしい防護服、マスク、ゴーグルなどは従来、国内生産なのですか？　それとも中国？

森下　マスクについては先に言ったとおり、90％が中国製。おそらく防護服も一緒くらいだと思います。

長谷川　とにかく医者の立場で怖いのは、医療資源が足りなくなって、対応できなくなる事態ということですね。

森下　ええ、先刻の繰り返しになるけれど、第一線の若手の医者が感染を起こして消えたら、次は中高年の医者がその穴を埋めます。それも無理なら、あとは開業医の先生方が医療現場に出て闘わねばならなくなる。でも、開業医の先生方は大半が60歳代、70歳代だから、感染を起こすと5人に1人、10人に1人は死んでいくかもしれない。すると、いずれ地域を守っている先生方がいなくなってしまう。イタリアだってもう医者が100人以上も亡くなっています。

ロックダウンの弱点

長谷川　ちょっと角度が違いますけども、「フィナンシャル・タイムズ」がアメリカやヨーロッパ、それから後には日本も含めて、新規感染者の対数グラフを出しています（下図参照）。横軸が時間で、縦軸が対数で示した感染者数。対数グラフというのは、感染拡大・収縮の様子が実にわかりやすいですね。これを見ると、イタリア、スペインはロックダウン（都市封鎖）してから26～27日くらいでピークに達して、その後、若干減っているようです。

各国新規感染者の推移

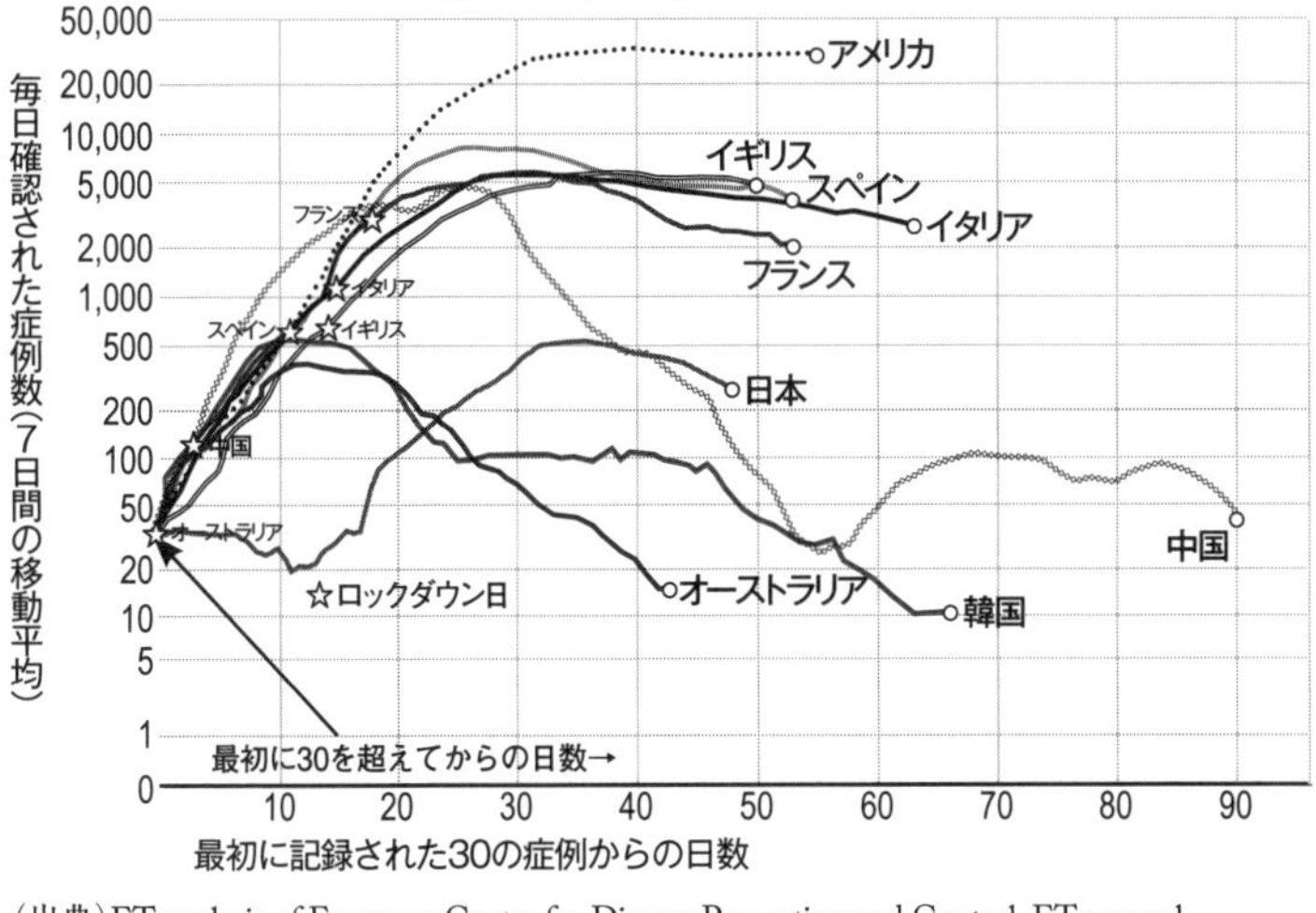

（出典）FT analysis of European Centre for Disease Prevention and Control; FT research.
Data updated April 28,17:12 BST

これだと、ロックダウンすると効果があるように見えますが、森下先生の評価はどうですか？

森下　防ぐとしたら、それしかないでしょう。けれども、経済は死んでしまう。結局、医療的政策と社会的政策をどうやってうまくコントロールするかですね。新型コロナウイルスには2週間の潜伏期があるから、結局、いま見ている数字は2週間前の数字なのです。

それで2週間の間に感染者が増えている。その分の数字が2週間後に出るわけです。指数対数的に増えるのはそのせいなのですが、これをどこかでロックダウンをして押さえ込めば、当然そこからは減り出すけれど、2週間先からしか減らないから、ものすごく時間がかかります。そこがロックダウンの弱点でしょう。

長谷川　感染力を示す数、Rなんとかといって（基本再生産数）、1人が何人に感染《うつ》すのか、それはもうわかっているのですか？

森下　それなりの数字は出ているけれど、実際には母体の数が不明だから、どこまで正しいかを導きだすのはなかなか難しい。いったい何人本当に感染者がいるかわからないのですから。これはPCR検査をするしないに関係なしに、潜在的な患者については把握できないからです。

クルーズ船みたいに限られたところならば、乗船客、クルーについては把握されているから、そこでのR、つまり何人に移すかについては計算できる。けれども、あとは推定値なのでしょう。

長谷川　その推定値でもいいのですけれど、だいたいどのくらいっていうふうに腰だめに皆さん、見てらっしゃるのですか？

森下　それは1を切らないと減りません。逆に2を超えると指数関数的に増えていく。2の何乗ですからね。だから、何とかそこを1に近い数字に押さえ込もうというのが当面の目標でした。大阪は、「緊急事態宣言」が出てから、新規の患者さんは減っていますので、かなり効果が出ています。東京は、横ばいからやや減少ですので、後もう一歩ですね。

長谷川　つまり、1であれば横ばい。グラフは横ばいになるわけですが、目下の日本の現状は、明らかに1を超えている。

森下　現状そうでしょうね。さまざま出てきている数字はあるけれど、あくまでもそれらは推測値です。

出口戦略に絡みますが、大阪府の吉村知事が大阪独自の判断基準を作りたいと言っています。病床数の余裕や死者数、患者数、基本再生産数などを勘案して、活動自粛の基準を考えるという案です。私は、これは非常に良いと思っていて、医療崩壊が起きなければ、アビガン、レムデシベルである程度重症者もコントロールできそうですので、医療崩壊を引き起こさないように社会的な活動を認めていくのは、経済と医療が両立しうる考えだと思います。

ここまで日本はラッキーだったと私は思っています。1つには、私がいつも言っていることですが、やはり日本に宗教がないことが幸いした。

イタリア、スペイン、フランスはカトリック教国でしょう。だから、信者である国民は必ずミサで週末、教会に集まります。そこで感染《うつ》しているわけです。感染率の低いドイツは新教（プロテスタント）でしょう。ローマカトリックではないから、もともとそんなに熱心に教会に行きません。

宗教があのスペイン風邪を流行《はや》らせたのでしょうが、いまになってもそれを繰り返すのかと思うけれどね（笑）。新型コロナウイルスが猛威を振るっている時期、ユダヤ教のイスラエル人にしても、イランなどのイスラム教国の人たちにしても、「こんな状況でもモスクに行くのは、神が自分を試しているのだ（笑）」と信じ込んでいます。正直、医療上から言えば、ふざけるなと思いますね。

またローマ教皇も、「聖職者はコロナを恐れず、患者の元へ行け」と語ったことから、それで司教などに六十何人も死者を出してしまった。司教がクラスターの中心になっているわけです。宗教にも、科学的に見てほしいと思わざるを得ないですね。

長谷川　たしか少し前、イランではモスクに集まるのを規制しようとした。けれども、「モスクに来て神に触れれば、神様が治してくれるから閉鎖する必要はない」とする反論に抗しきれずに規制解除したら、感染者が急増してしまいました。イタリアなんかでもそうなのですか？

森下　イタリアはそこまでいかないけれど、基本は神と一緒にいるのが幸せなのですから、自分が教会に行って罹らなければ神が祝福してくれた、と思うわけでしょう。司教が死ぬときには、もう何十人も死んでいるのに信者たちと直接触れ合う。学問的に言うならば、絶対避けてほしいのだけれど、それが宗教ですからね。

この点で唯一私が読み違えたのは、日本にも宗教があったということでした。本来、日本の宗教は神道でしょう。神社は風通しは良いし、たまに空気をかき回してくれるから安全なのです。でも、日本の宗教は神道ではなかった。

不覚にも私は、日本でもっとも浸透している宗教である「お花見教」を失念していました（笑）。そして、日本人は桜が咲くと浮かれ出す民族であることを。

怪しいBCG説

長谷川　感染の関連で聞いておきたいのは、対数グラフで見ると、ヨーロッパやアメリカと比べて、日本の感染状況は当初、かなり低かったですよね。その後は傾きがヨーロッパ並みになってきましたが、この当初低かった日本について、海外では「なぜ日本はこんなに低いのか？」とあれこれさまざまなことを論じていました。たとえば、日本では昔から結核予防のためのBCGワクチンを接種しているからだ、とかいう説が海外から届いてきました。

森下　BCGについては現時点では、確かな根拠は、乏しいですね。

長谷川　その理由は何ですか。

森下　昔のBCGも何種類かに分かれていて、日本は旧ソ連などと同じ古いタイプを使っていたのです。それで当初、古いBCGを使っている日本やソ連の新型コロナウイルスに対する感染率が低かったことや、スペインの隣にあるポルトガルがＢＣＧ接種しており、スペインと違い感染率が低かったのを見て、ＢＣＧ説が出てきたようです。
ですが、ＢＣＧ説は必ずしもあてにならないということになってきた。調査が進んでくると、古いタイプのＢＣＧを使った国からもどんどん感染者が出てきて、いまはＢＣＧ説は正直、怪しくなってきています。ヨーロッパのなかだけで見れば、確かにそれっぽく見えたのでしょう。

長谷川　それよりは、宗教説のほうが理に適《かな》っていると。宗教説は「森下説」ですか？

森下　宗教が新型コロナウイルス感染の原因だと指摘する識者は多い。要するに、そういうかの国の風習がウイルス相手にはよろしくない。

長谷川　なるほど。あるいはハグ、キス。

森下　それもよろしくない。濃厚接触ですからね。マスクをする習慣がないとか、手洗い習慣がないとかね。やっぱり日本人は清潔好きでしょう。普段からすごく手を洗いますし。

長谷川　欧米では食事の前に手を洗う習慣はないですよね。

森下　だいたいお手拭き、おしぼりが来ませんよね、欧米では。あれは日本の習慣ですから。そういう意味で日本はやっぱり、もともと清潔です。それは間違いない。

長谷川　それもあって、当初のグラフの傾きが小さかった（感染者が少なかった）。

森下　低かった。日本も押さえ込める可能性はゼロではないけれど、やっぱり感染者が増えていくでしょう。第一波はしのぎつつあるように見えますが、これから「緊急事態宣言」が解除されると、第二波、第三波と新たな感染が起こる可能性があります。特に若い人の感染者が増えてくると感染率が高いから、依然として医療崩壊しやすくなります。

決して万全ではないPCR検査とマスコミの誤解

長谷川　森下先生がさまざま指摘されたお花見教を除く日本の無宗教、日本人特有の清潔好きと日本の「緊急事態宣言」との関連を考えてみたい、と思います。

日本の「緊急事態宣言」は欧米と比べると甘い甘い、とマスコミをはじめ各界からさんざん批判されているわけですよ。でも、いまおっしゃったようなバックグラウンドがあることを考えれば、日本程度の外出自粛措置、あるいは休業要請措置程度でも、欧米並みのロックダウンになるのかどうか。

森下　それはわかりません。けれども、法律上できないから仕方がない。日本政府はロックダウンする権限を持っていないからです。集会の自由が憲法で保障されていますからね。そういう意味ではこれは日本国憲法の欠陥といえます。ですから、話を拡げてよいなら、憲法改正議論をするべきなのだと思います（笑）。

長谷川　その前に医学的な話で、ＰＣＲ検査について、ご意見を聞かせてください。これも散々、問題になってましたよね。当初「ＰＣＲ検査を希望者の言われるまま野放図に拡大すると医療崩壊になりますよ説」がずいぶん流され、ＰＣＲに対してネガティブな意見もかなりありました。私などは患者の立場で考えるから、自分に熱があって咳が出て病院に行ったら、やはりＰＣＲ検査をやってもらいたい。やってもらって自分の確定診断が出ない限り、自分の行動をどうしたらいいか、私自身が判断できなくなるからです。

よって、ＰＣＲ検査については、医者がするべきだと判断を下した患者には、すべて実施する方向で考えたほうがいいのではないかと、私などはずっと思っているのですが、これについてはどうですか？

森下　私は希望者全員に検査する必要はないと、一貫して言っています。理由は2点あります。1つはPCR検査での陰性は、陰性ではないことが多いからです。PCR検査で陰性が出たら、皆さんは陰性だと思っているけれど、PCRは本当に誤差が多いから、陰性だと言われて保健所や病院に来た人に歩き回られたら困るわけです。

そういう意味では、やってもやらなくても一緒。しかも、先刻言ったようにウイルス量が少ないと、陽性が出ない。ある日突然、陽性が出て、感染《うつ》している人がいっぱいいるのです。だから、お墨付きを与えるわけではないから、PCR検査をしてもしょうがない。

ただし、陽性の人に症状が出て、その人の濃厚接触者はやったほうがいい。これはやっぱり感染の可能性が高いからです。問題があるとしたら、当初保健所でPCR検査を行っていたので、PCRの数が少なかった。医者が必要だと思っても自由にできなかったのは、これは問題だと思います。

もう一点、これはメディアに問題があると思うのは、PCR検査が安全だという勘違いをしていることです。

たとえば、長谷川さんが症状があるとしましょうか。PCR検査をするというのは血液ではなく、インフルエンザと同じで鼻に棒を突っ込むわけです。医者からすると、それで長谷川さんがくしゃみをしたら、ウイルスが全部医者にかかってしまうわけです。しかし、開業医さんで行うとなると、「防護服なんかないよ、ウチには」という話になる。普通の開業医はそんな防護服など持っていないから、かえって危険性が高まります。ですから、日本医師会はＰＣＲ検査自体、「開業医のところではするな」と言っています。感染を起こすだけだから。かえってウイルスを撒《ま》き散らすわけだから。

実際、採血も本来であれば、いわゆる陰圧ルームという空気を吸い込む場所で行わなければならない。そんな設備を持っているのは、大学病院しかありません。

宅配便から配送を拒否されたＰＣＲの検体

長谷川　つまり、町のクリニックでＰＣＲ検査をすると、そこが感染の新しい起点になる可能性があると。だから、厚生労働省は町のクリニックにも防護服とゴーグルとマスクなど医療用品をさっさと配れ、と私は「現代ビジネス」のコラムで書きました。

森下　それは長谷川さんの〝ない物ねだり〟になってしまいます。なぜなら、ＰＣＲ検査のたびに1人ごとに防護服とゴーグルとマスクを替えなければならないのですよ。これらはいまでも足りないと大騒ぎしています。なおかつ、ＰＣＲ検査を行う場所も汚染源になるわけですからね。

だからＰＣＲ検査も、どこでもできるわけではない。たとえば「私の研究室でできないのか」という問い合わせがメディアからありましたが、「ＰＣＲ検査はできます。でも、やりません」という返事になります。なぜなら、私の研究室のメンバーは、感染検体を扱う訓練をしていませんし、そういう体制にもありません。

本来はＰＣＲ検査を行う医療従事者が感染検体を扱うＰＣＲ検査の訓練を受け、国も感染検査のきちんとしたマニュアルを作らないとＰＣＲ検査自体はできないです。みんなが考えているほど簡単ではない。しかも言ったように、ＰＣＲは誤差が出て、信用できない。

長谷川　お医者さんの立場でも一枚岩ではないのですね。

森下　ＰＣＲ検査の実情や汚染検体の取り扱いの難しさを考えると、専門の先生は、おおよそ否定的だと思いますよ。

長谷川　ちょっと、念の為、誤解がないようにもう一度、言っておきますけど（笑）、私はなんでもかんでも「増やせ」と言っているわけではありません。発熱など症状があって、しかも医者が「やったほうがいい」というケースは「やってほしい、やるべきだ」と言ってきたのです。患者の立場でも「医者がやったほうがいい」と言っているのに、やってくれなかったら、心配になるでしょう。そこですよ。

患者だけでなく、クリニックの先生だって、患者を診たら、熱が出ている、レントゲンの肺に影がある。これはどうも新型コロナ肺炎らしい。そう思って「ＰＣＲ検査をやりたいのですが」と保健所に電話したけれど、実はできなかったと。それで「これはなんだ」と憤っている町のお医者さんもたくさんいた、と思います。こういう状況に対しては、どう考えているのですか。やっぱり、町の医者がわかっていない？

森下　流行の初期段階では、新型コロナウイルスでどれくらいの死者が出るかわかっていなかった。その時点で、リスクを管理せずにＰＣＲを全員に行うのは無理でしたね。ＰＣＲ検査自体への理解度が低かったと思います。

長谷川　それじゃあ、それはメディアが悪いということですか。

森下　メディアが悪いとは言いませんが、メリット・デメリットがあるのに、メディアが事実を正確に伝えていない部分があり、ＰＣＲ検査が独り歩きした感じがします。

ご存じですか？　ＰＣＲ検査で採取した患者の鼻水など汚染されている検体を、検体場に運ぶ配送業者も最初はなかったんですよ。当然ですが、検体が危険だということで、ほとんどの配送業者に拒否されたのです。

長谷川　それは当然、何かの器具、あるいは容器に入れて持って行くのではないのですか？

森下　現在は、血液検体などは、ジュラルミンの特殊ケースで移送しています。そんなものを町のクリニックが準備しているはずがないでしょう。配送業者のなかにはいまも拒否反応を示しているところもあります。もっとも、ジュラルミンのケースも、品不足で今は手に入りにくいです。長谷川さんだって、検体を自分が運ぶのかと思ったら嫌でしょう（笑）。

長谷川　それでは、検査所にデリバリーする体制ができませんよね。

森下　いまではある程度わかってきたから、「こういう容器で運びましょう」といったコンセンサスができたので運んでいただいているけれど、最初の頃は何もわからないのに、エイズより怖いかもしれない検体を運べと言われたら、誰だって嫌ですよ。

保健所がＰＣＲ検査の依頼を拒否し続ける理由

長谷川　いや、そういうふうに説明されるとよくわかるけれど、少なくともワイドショーを見ている人たちは、現実に何が起きているかはまったくわからないですね。

森下　なかなか全体を把握するのは、難しいでしょうね。私は感染症の専門家ではなく遺伝子の専門家だけれど、ＰＣＲはよくわかりますので、そんな簡単ではないことは認識しています。

長谷川　それはある種ショックというか、われわれは全然間違った情報を与えられてきたわけか。

森下　けれどもＰＣＲ検査について厚労省も失敗がないかというと、やはり「ここに集めてやりなさい」みたいな無理やりの集約は、うまくありませんでしたね。

保健所に機能が集約されていたことが、今回はマイナスにでましたね。保健所では、クラスター対策も、消毒もしなくてはいけないし、ＰＣＲ検査もしなくてはいけない。少ない人員で、対応するのには限界がありますね。前回の新型インフルのときに検査をしなかったのがかえって良かったという伝説が保健所のなかにあるという話も聞きます。

長谷川　検査しなかった。検査しなくてよかった、とはどういう意味？

森下　あのときある保健所が全部検査を拒否したため、検査ができなかった。結果的に発生源が出なかったことから、そこの観光は一切落ち込まずに経済が助かったみたいな話が美談として語り継がれているわけです。

長谷川　はあ？　保健所の世界で？

森下　だから、ＰＣＲ検査の良し悪しは別にして、さいたま市の西田道弘保健所長が「病床が満杯になるのを避けるため、条件を厳しめにやった」と平気で発言するようなことが起きるのですね。

これで感染が収束したら美談だったけれど、今回は収束しないことがハッキリしたから、どこかで切り替えなければいけなかった（笑）。ところが、頭のなかをチェンジできてない保健所が、まだあったということでしょうね。

でも、難しい。やっぱり怖いですからね、ＰＣＲ検査は。いまでこそある程度新型コロナウイルスの危険性がわかってきたからいいけれど、最初の頃はこれを扱おうという人は普通の大学病院でも、なかなかいなかったですよ。

長谷川　森下先生はプロ中のプロなので、そう思われるかもしれないけれど、町のクリニックのお医者さんは認識が違うのではないですか？

森下　私よりももっと強く思っていると、思いますよ（笑）。いまは熱が出たら、クリニックには来るなとはっきり言っている先生も多いですよ。保健所に連絡してくれと。万が一コロナ陽性患者でしたら、クリニックも消毒して休まないといけない。そうすると、いま、かかっている患者さんにも迷惑がかかるし、収入もなくなる。それは、大変なことです。

長谷川　大方のお医者さんは、ＰＣＲ検査をしないことに賛成だったのですか？

森下　希望者全員に施すことには、多くの医者は反対していたと思いますよ。

長谷川　もちろん、全員とは私も思いません。先刻も言いましたけれど、患者の立場から見たら、自分が新型コロナじゃないのかどうかを知りたい、という強い欲求があります。

森下　今でもその気持ちは強いでしょうけど、熱が出たというだけで、全員コロナ疑いで検査したら、すぐに医療崩壊しますよ。初期の段階で検査すべきだったのは、濃厚接触者がいて熱がある人。これは絶対しなければいけなかったのですが、その対応は正直イマイチでしたね。

長谷川　それに対する対応は当時、出来上がっていました。いまもそうだと思いますが、まずは保健所が作った帰国者接触者相談センターに電話で相談する、それから、そこを経由して帰国者接触者外来、この外来がどこにあるのか、いまも公表されていませんが、つまりは感染症指定病院へ、というルートが敷かれていた。それがイマイチだったわけですか？　このルートは、正しかったの？　悪かったの？

森下　正しかったのだけれど、保健所が多忙すぎて想定より機能しなかったのが、おそらく一番の〝誤算〟だったと思います。先刻示したように、一部かもしれませんが、保健所のほうで抑え込んでいた節もありますしね。

長谷川　そうそう、われわれ素人から見ても、医者が「これはやるべきだ」と言っているのに、保健所が止めるということ自体、まずそこで引っかかりました。つまり、医者が「やって」と言っているのに、どうして医者でもない保健所の職員が反対すると、それが通ってしまうのかと……。

森下　長谷川さんは驚くかもしれないけれど、保健所はＰＣＲ検査の専門家ではありません。最初の頃のＰＣＲ検査数は1日に10件程度。でも、キャパシティ的にそれを全部こなせるかといえば、難しかった。要するに保健所としては、根拠がある内容であれば、ＰＣＲ検査を行ったけれど、根拠がない、「熱が出てきています」と言われても困ったというのは本当だと思いますよ。

ここでの問題は、最初のＰＣＲ検査のマニュアルが厳し過ぎる、ということでしょうか。偽陰性を減らそうと思うと厳しくしなければいけないのですが、そこのバランス取りがちょっと遅かったかなと思います。いまになってみればの話ですが。

長谷川　でもそうすると、何度もこだわるのですが、「熱があって、私は心配だよね」という人はどうしたら良かったの？

森下　だから、「心配だよね」くらいだったら、本当は家にいてほしい。仮に「中国人パブに行って、濃厚接触しました」であれば、「すぐに検査しましょう」となります。その差でしかない。感染源がないかぎり、患者は出ていなかったですから。特に最初の頃はね。

長谷川　でも普通の人たちは、武漢の様子をテレビやネットで見て、新聞を読んで暮らしているわけですよ。「この病気は大変だぜ」ということはしっかりインプットされている。それで「たしかに自分も咳が出て、熱がある」なら、どうしたって「ヤバイ！」と思うでしょう。そう思いませんか。

森下　でも、初期の頃であれば、武漢に行ったことがないのなら、医者に診てもらわなくてもいいと思うのですが（笑）。

長谷川　いや、医者の立場だったらそうかもしれないけれど、患者の立場からは「先生、そんなこと言わないで、きちんとＰＣＲ検査してください」と言いたい。

森下　家にいて４日間寝て、熱が出たら、「いらっしゃい」と言いますよ。もし中国人と接触しているのであれば、「保健所に電話してください」ですね。いまはもう感染源がわからないから違いますけれど。

初期の時点では感染源は武漢か中国人くらいしかないのですから、感染源と接触していないのなら風邪に決まっていると思うわけです。そんな熱が出た人を全員を検査したら、そこで医療崩壊が起きていましたよ。

長谷川　なんだか納得できたような、できないようなところですが（笑）、ここらで、ＰＣＲ検査についてはひとまず置きましょう。それから、もう１つの大テーマであったクルーズ船を取り上げましょう。

第4章　クルーズ船対応の謎を明かす

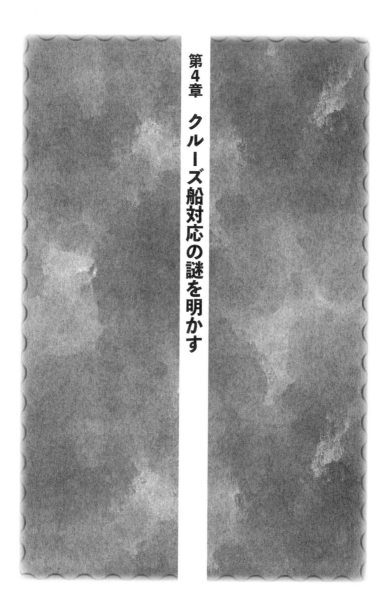

なぜクルーズ船に駆け付けた検疫官は感染したのか？

森下　まず初めに、日本どころか世界でもクルーズ船での大規模感染という初めての状況の中で、未知のウイルスに立ち向かう恐怖の中で、橋本岳厚労副大臣、自見はなこ厚労政務官はじめ、厚労省、自衛隊、ＤＭＡＴチーム、地方自治体、関係者の方々の努力には、本当に頭が下がりますということを述べておきたいと思います。

最初に対応に当たった厚労省の検疫官といえども、今回のような感染力の強いウイルスに対する経験はありませんし、どこの国が責任をもつかもはっきりしないクルーズ船での対応は大変だったと思います。その点、自衛隊が感染者を出さず、対応されたのは、本当にさすがですね。今後落ち着いてきたら、より詳細な情報が出てくるのかもしれませんが、閉鎖された空間での感染状態を解析するのは、私たちがどう新型コロナウイルスに対応するかにとっては、大変重要な情報になりますね。あの緊急状態ですので、仕方がないのですが、もしダイヤモンド・プリンセス号の乗船者全員の血液が経時的に採血されていれば、その血液データから誰が重症で、誰が軽症で、誰が発症しないか、そういう情報もわかったかもしれないと思います。

長谷川　採血をすると、何がわかるのですか？

森下　マーカー検査の数値を見て、どういう数値の人が悪化するかとか、さまざまなつながりが浮上してくるかもしれません。クルーズ船という極めつけの閉鎖空間ですから、優れたデータを得られたかもしれませんね。ただ、考えてみれば、これはないものねだりで、採血自体が感染を引き起こす可能性がありましたから、採血はできなかったというのも仕方ないと思います。まだまだ未知のウイルスでしたので、疑いのある患者は陰圧ルームで採血するというのがマニュアルになっており、特殊な構造の陰圧ルームを船内には作れませんので、やむを得ないですね。

長谷川　クルーズ船については多くの論点があると思いますが、まず神戸大学の岩田健太郎教授が指摘して、大きな話題になった「清潔ゾーンと不清潔ゾーンが区分けできてなかった」という問題。これについてはどうですか？

森下　岩田先生をクルーズ船に紹介された沖縄県立中部病院の高山義浩先生が、その経緯と船内の状況を明らかにされていますが、高山先生は、「クルーズ船はきちんと区分けがなされていた。岩田先生は2時間ほど船内を見て回っただけで、一部しか見ていない」

と語っています。人それぞれ見方は違うかもしれませんが、私が厚労省の当時クルーズ船に行かれた方たちからお話を伺っても、高山先生と同じことをお聞きしますので、十分ゾーニングはされていたのではないでしょうか。

長谷川　そうは言っても、表に出ている画像を見ると、明らかにぐちゃぐちゃでしたよ。あれは厚生労働省の副大臣が出した画像でした。あんな写真を出すほうも出すほうだけど。

森下　でも、内部については、そうではないと高山先生が言われていますし、自衛隊の派遣部隊でも感染が起こっていませんから、きちんとされていたと思いますよ。

長谷川　でも、あの画像だけでも、相当いい加減だよな、とは思います。それに関連して、私が初期段階で、一番問題だと思っていたのは、検疫官や厚労省の職員、その後は内閣官房の職員にも、どんどん感染者が出ましたよね。あれは、岩田氏の指摘の通り、区分けがしっかりできていなかったから、ああいう事態を引き起こしたのではないか、と思うのですが。

森下　その点は、今後反省点かもしれませんね。最初クルーズ船であれほど広範囲に感染が広がっているという認識がないまま、最初の検疫官の方たちや関連する職員が入られた。十分に準備ができていない状態で、自衛隊の感染防御の部隊や感染症の専門家の先生方に比べれば、ウイルス感染防御に関してはそれほど詳しくない方々を初期はクルーズ船に入れてしまったわけですからね。最初から感染が広がっているという認識を持って対応していれば、少しは違ったかもしれませんね。

ただ、この場合は法律上、まずは検疫官が駆け付けることになっているので、なかなか対処は難しかったかもしれません。まさかあんなに感染が起こっているとわからずに行ってしまった。「検疫官は防護服を着用しなければならない」といったルールにもなっていません。しかも、通常の対応をしたところ、そのときには既に感染が広がっていました。それについては、「感染が蔓延《まんえん》している」とする情報が入らなかったので、対応ができなかった。申し訳なかった」と厚労省の関係者の方は謝っておられましたね。

長谷川　端的に言えば、プロであるはずの検疫職員とか、それに対処すべき厚労省の職員が感染を増やしたのは問題ではないでしょうか。本来、あってはならない話だと思います。「現代ビジネス」のコラムにも書きましたが、いったい何をしているんだ、と思いました。

森下　別に検疫職員は、感染症対策のプロではないですよ。彼らは検疫のプロであって、ウイルス感染対策のプロではない。それは、対応している仕事が違うので、やむを得ないのではないでしょうか。感染が広がっているとわからない状況下で、ウイルス感染のプロを送れたかは別なのです。

一方、DMAT（Disaster Medical Assistance Team：災害派遣医療チーム）の方々はプロです。横浜港のクルーズ船ダイヤモンド・プリンセス号に派遣されたDMATは、船内での医療行為および、新型コロナウイルス感染症に罹患《りかん》している患者を感染症指定医療機関にすみやかに搬送していますよね。プロと言っても、さまざまだということです。

長谷川　あえて問題の根本を探れば、ですよ、厚労省職員とか内閣官房の職員に感染者が出た、ということは、もう対応が最初から間違っていた、ということにはなりませんか？

森下　そこは難しい。同じようなことが成田空港で起きた場合、空港の検疫官がいきなり防護服を着て全員が出てくるかといったら、出てこないですよね。クルーズ船だけ特殊かと言われると、本来特殊ではありません。ですから、そこまでやれというのは、想像力をすごく発揮すればあり得たかもしれないけれど……。

でも、逆に自衛隊とかDMATの方々は別に検疫官ではないから、検疫業務は知りません。だから、あそこが感染のスポットになっているのがわかった時点で、ウイルス感染のプロに切り替えたのだが、既に爆発的な感染が起こっていた、というのが一番の問題なわけです。実際感染者の多くは、厚労省や自衛隊が乗り出す前に感染しているわけです。今後の反省点になれば、良い事例だと思います。

陰性の乗客を下船させた判断の是非

長谷川　それからもう1つ、この際だから聞いておきたいのですが、ダイヤモンド・プリンセス号の乗員が新型コロナウイルスをばら撒《ま》いた、要は乗員についてコントロールできなかったことについては如何《いかが》ですか？

森下　結局、乗員の方針については、船長が権力を持っていることになるのでしょう。でも、船長の命令で乗員を全部自衛隊に入れ替えられるかというと、やはりできないわけでしょう。おそらくそこのところが曖昧《あいまい》なのが、感染制御が十分にできなかった原因と思われます。

長谷川　ウイルスは乗員なのか、乗客なのかを選んで感染するわけではありません。そんなことは誰でもわかる。だから、そこは乗員に関する指令系統は船長が握っていたとしても、これはウイルスは乗員か乗客を選ばないという理屈から、私はもっと対応の仕方はあっただろうな、とは思いますね。

森下　あったかもしれないし、わからないですね。

長谷川　それからもう1つ、途中で2月19日からだったか、一部乗客を船から降ろしたでしょう。

その際に、「PCR検査が陰性の患者は降ろす」と言って降ろした。先に指摘されたように、PCR検査の信頼性はちょっと怪しいし、そもそも降ろす時点と、PCR検査の結果が出る時点に時差があるわけです。

たとえ検査時点で陰性であったとしても、もしかしたら、その後に感染しているかもしれない。その可能性があるのは、素人が考えてもわかる。にもかかわらず、公共交通機関を利用してもよい、とお墨付きを与えて帰してしまった。私は「あの判断はまったく誤りだ」と思っています。これも「現代ビジネス」に書きました。

森下　陰性の乗客を船に留まらせることが人権上できるかどうか、でしょうね。そこは法律がそうしたことを規定していないのに、国が命じられるかどうかです。

役人根性だと言われたらそこまでですが、正直法律に想定されていない事態に対処せざるを得なかった点では、私は同情します。基本的には降ろすべきではなかったのでしょうが、結局は要請しかできないのだと思いますよ。いま、自粛に従わないパチンコ店の話題が出ていますが、法律の想定していない状況に対処するのは、誰にとっても大変なことです。

目的意識が異なる医師と自衛隊

森下　たとえば「タクシーで帰らせる」と言っても、その金は誰が払うのか？　そうなると、私が役人だったらちょっと払いようがないよな、とは思います。なかなか難しい判断だったと思いますね。また、当初WHOの基準に沿ってとしていましたが、肝心のWHOの基準も、2週間の隔離でオーケーと示されたのがコロコロ変わりました。よって立つところがない状況では、どうしても混乱してしまいますからね。

長谷川　法律と霞《かすみ》が関《せき》の切り分けの議論になってしまう。

森下　後日検証しないと正直、わからないです。できることとできないことがあるから。実は、どうやらうまく対処できていたことが、最近裏付けられました。国立感染研から、

2月5日から本格的な検疫を開始したクルーズ船・ダイヤモンド・プリンセス（DP）号の乗客・乗員896名（全対象3711名の1／4に相当）から検出された陽性患者148名のうち70名分のゲノム情報を確定したことが、発表されました。現在のところ、このDP号を基点とするウイルス株は検出されておらず、日本においては終息したと報告されており、うまく感染制御ができていたことが明らかになっています。

長谷川　たとえば、自衛隊でイラクへ行った経験がある参議院議員、あの「ヒゲの隊長」こと佐藤正久氏は、私のYouTube番組（「長谷川幸洋と高橋洋一の『NEWS

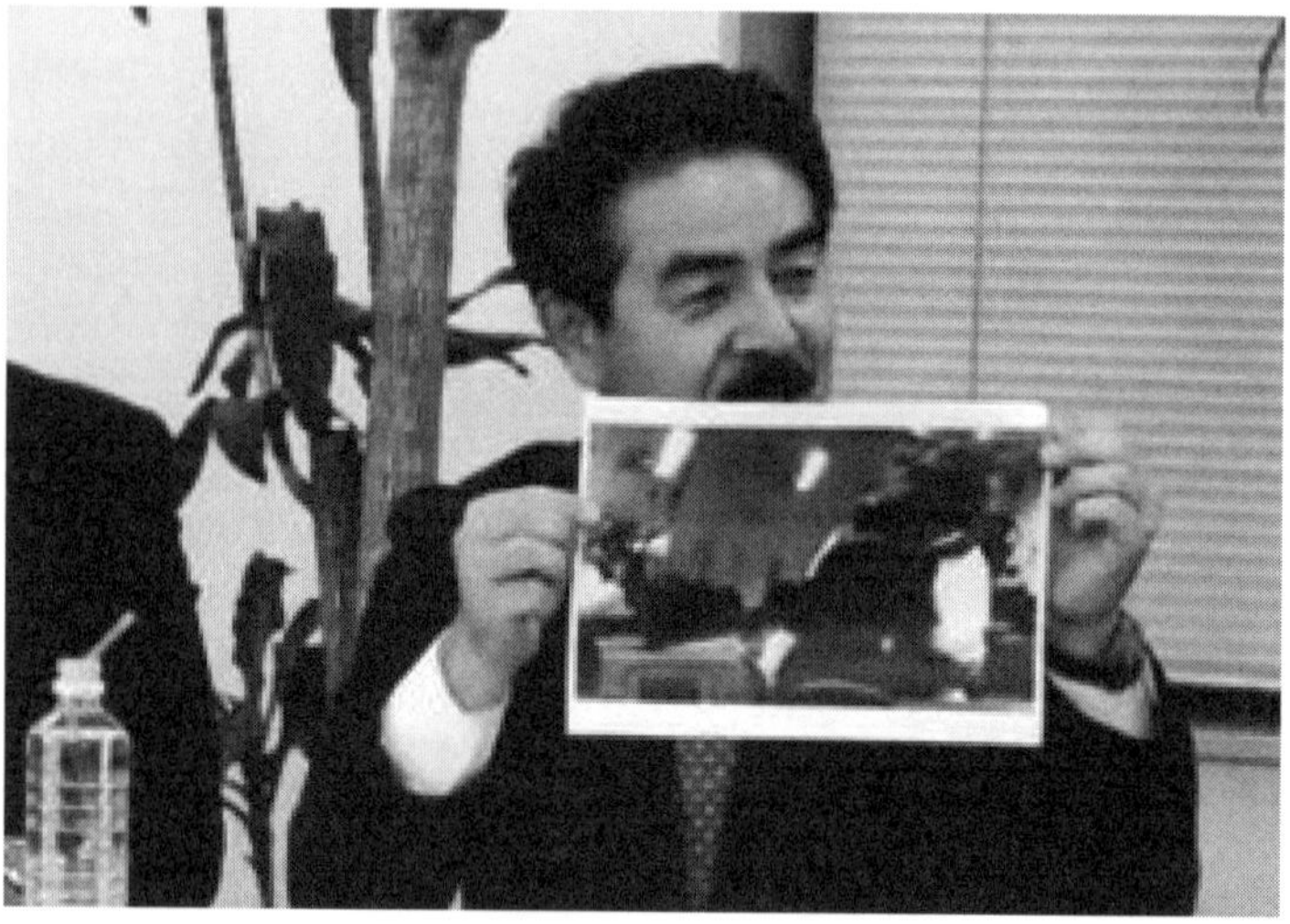

米国の完全装備を説明する佐藤正久氏
YouTube 番組「長谷川幸洋と高橋洋一の『NEWS チャンネル』」より

チャンネル』」）で「当初から自衛隊を出すべきだった」と語っています。

彼は化学戦のプロですけれど、「自衛隊が行ったら、司令部を船内に設置するようなことはしない。化学戦では、司令部は戦場の別な後方のところに設置する。今回のケースでは、どう考えても陸上に設置する。それを全然わからない厚労省や内閣官房の役人がダイヤモンド・プリンセス号に乗り込み、船内に司令部を設置したこと自体、もう最初から間違いだ」とダメ出しをしたのですが、これについてはどうですか？

森下　厚労省や内閣官房の人たちは生物兵器や化学兵器を専門にやっているわけではありません。立場が違う。

自衛隊は戦うためにやっている。対する厚労省やＤＭＡＴは、ここの患者さんを助けるためにやっている。助けるためにやって来た厚労省やＤＭＡＴの司令本部が船内に置かれないということは、助ける気はあるのかと受け取られてしまうでしょう。私は役人ではないですが、医師の立場からＤＭＡＴの方々の考え方に近いと思います。もし、私がＤＭＡＴの責任者なら、やはり患者に寄り添うという立場で、クルーズ船内に本部を置きたいと思ってしまうように感じます。これが、致死率がエボラ出血熱のように、非常に高ければ、誰が考えても船外に本部ということになるんでしょうけど、致死率が高くない、若い方では症状もあまりないということになると、患者さんを救いたいというベクトルが、医療側には強くなると思います。

目的意識が違うから、正しいのは自衛隊のほうなのかもしれないが、でも医者として考えたら、船内に司令本部がないのは、患者目線で言えば「お前ら何をやってるのだ」という感じがするから、私は一概にどちらが正しいとは言えないと思います。

だから結局、どれぐらい怖いかをどう読み取るのかと、あの現場を見て一刻も早く患者を降ろすのがいいのか、それとも完全に船に封じ込むのか。そこの差だと思います。

自衛隊の出番が本当はどこなのかを判断するのはきわめて困難ですから、これは正直、政治判断になってしまうでしょう。

長谷川　私が「もっと早い段階で自衛隊の出動という判断はあり得た」と思うのは、あの当時、すでに武漢の状況がかなり明らかになっていたからです。連日報道されて、ロックダウンされていましたしね（武漢のロックダウンは1月23日。ダイヤモンド・プリンセス号が横浜港沖で検疫したのは2月4日）。

これはもう「生やさしい話ではない」ことがひしひしと伝わってきました。であれば、自衛隊を下請けにするのではなく、自衛隊のプロ連中が最初から事態に対処する、そういう判断だってあり得たのではないか、と。

森下　それはあり得たと思いますが、逆の立場で言えば、自衛隊はウイルス治療専門の医者ではないですからね。中国のケースは、武漢の封じ込めをして、大袈裟《おおげさ》に言えば、武漢のなかに関しては外とは違う世界にしているわけです。当時は、致死率も非常に高く、SARSよりもやっかいな未知のウイルスだという認識からスタートしていますので、クルーズ船の対応とは別の作戦になるのは、当然な気がします。

もし、仮にエボラ出血熱が発生すれば、これは当然自衛隊が即出動となると思います。エボラ出血熱のように致死率が高いと、感染者はほとんど助かりませんから、まずは治療よりは感染の封じ込めが優先されます。しかし、それほどの致死率ではなく、十分助けられる見込みがあるのなら、医療優先のDMATを総動員して向かわせるのが正解だと思います。

政権の新型コロナに対する初期の受け止めは甘かった？

長谷川　でも、DMATはそもそも災害対応の組織ですよね。いや、広い意味では感染も災害の範疇《はんちゅう》に入るか。

森下　独立して運営できるユニットは、日本ではCDC（アメリカ疾病予防管理センター：Centers for Disease Control and Prevention）がないので、DMATしかありません。

長谷川　それでも、感染のプロがDMATの隊員になっているわけではない。

森下　そうですが、まったくいないわけではない。感染のプロの集団、アメリカのアトランタにあるCDCのような組織は日本には存在しないですから。

長谷川　そうするとね、この話は結局、「政権の最初の危機感、事態に対する認識が甘かった」と思うのですが、どうでしょうか。

森下　そうした論議はずっと続くのでしょうが、これを医療として捉えるのか、それとも行政として押さえ込みに出るのかで、選択肢が変わってくると思います。医者の立場からいうと、やっぱり助けるのが優先ですからそこは難しい。その点では、やはり日本でもCDCを厚労省でなく、内閣官房に設置し、常設組織として対策を練るような仕組みに変えないといけないと思いますね。

長谷川　側聞する限りでは、最初の政権の受け止めは相当甘かった。政権の中枢幹部でも「大したことはない」という認識だった、と聞いています。

森下　私は、政権内の考え方はわかりませんが、私も同じ意見でしたし、当初は多くの医療関係者も、同様だと思います。後で出てきますが、私たちも危機感が薄かったので、DNAワクチンを作るのが2カ月も遅れてしまいました。過去にも、SARSやMERSのケースもありましたが、今までは何とかなってきましたから、今度も中国のローカルウイルスだと思ってしまった部分は否定できないですね。

長谷川　みんな大したことはないという認識で動いていたから、こういうことになった。それは後付けの評価だと思うけれど。

森下　毎回毎回どこかで未知のウイルスが発生するたびに、こんな大騒ぎをしていたら、それはそれで大変です。そうすると問題は、モードを切り替えるのがどこだったか、検証する必要がありますね。ただ、情報が出てこないなかで、その判断を検証するのも、実際は難しいですね。別に私は責任者ではないから、好き勝手なこと言っていますがね（笑）。

医療関係者が焦り出したのはイタリアの医療崩壊後

長谷川　でも、武漢の状況をテレビは詳しく報じていなかったと思うけれど、ネットで見る限り、相当ひどかった。自慢したくて言うわけじゃないけど、この本のプロデュースをしてくれている本間肇さんと私は、実はスキーとゴルフの仲間で、1月半ばに菅平《すがだいら》高原のスキー・キャンプから東京に戻る途中、私は新幹線のなかで「武漢の新型コロナ肺炎は大変だぜ。これはペストになるかもしれない」と本間さんに話しました。本間さんは当時、まだ認識が甘くて「へぇ、そうなの」みたいな感じでした。新幹線のなかは満員で、ほとんどだれもマスクなんかしてない。私の情報源はネットのYouTubeでした。大変な事態になる、という予感は当時から、ありました。

森下　私は逆で、あれは本当かどうかわからないと半信半疑でした。あとはやっぱり武漢だから、という声も結構ありましたからね。初期の頃は。

長谷川　どういう意味ですか？

森下　医療体制が脆弱《ぜいじゃく》な中国だからあんなふうになったとする声です。医療関係者が本気で焦り出したのはやはり、イタリアが医療崩壊してからでした。同じ先進国の一角で、同じ理念をもっている国が崩壊したのですから。しかもイタリアは本来は医学先進国なのです。ボローニャ大学はヨーロッパ最古の大学で、世界で初めて人体解剖が行われたところとして知られています。

中国の武漢の場合、多くの医療関係者は、共産党は武漢を見捨てたと捉えていました。10日で1000床の病院を造ったのを見ても、「すげえ」で終わっていました（笑）。あんな病院はわれわれは造れないよな、とみんな思っていました。だってベッドしかないのだから、あれは病院ではないと。

長谷川　それを逆に言うと、それぐらい武漢は

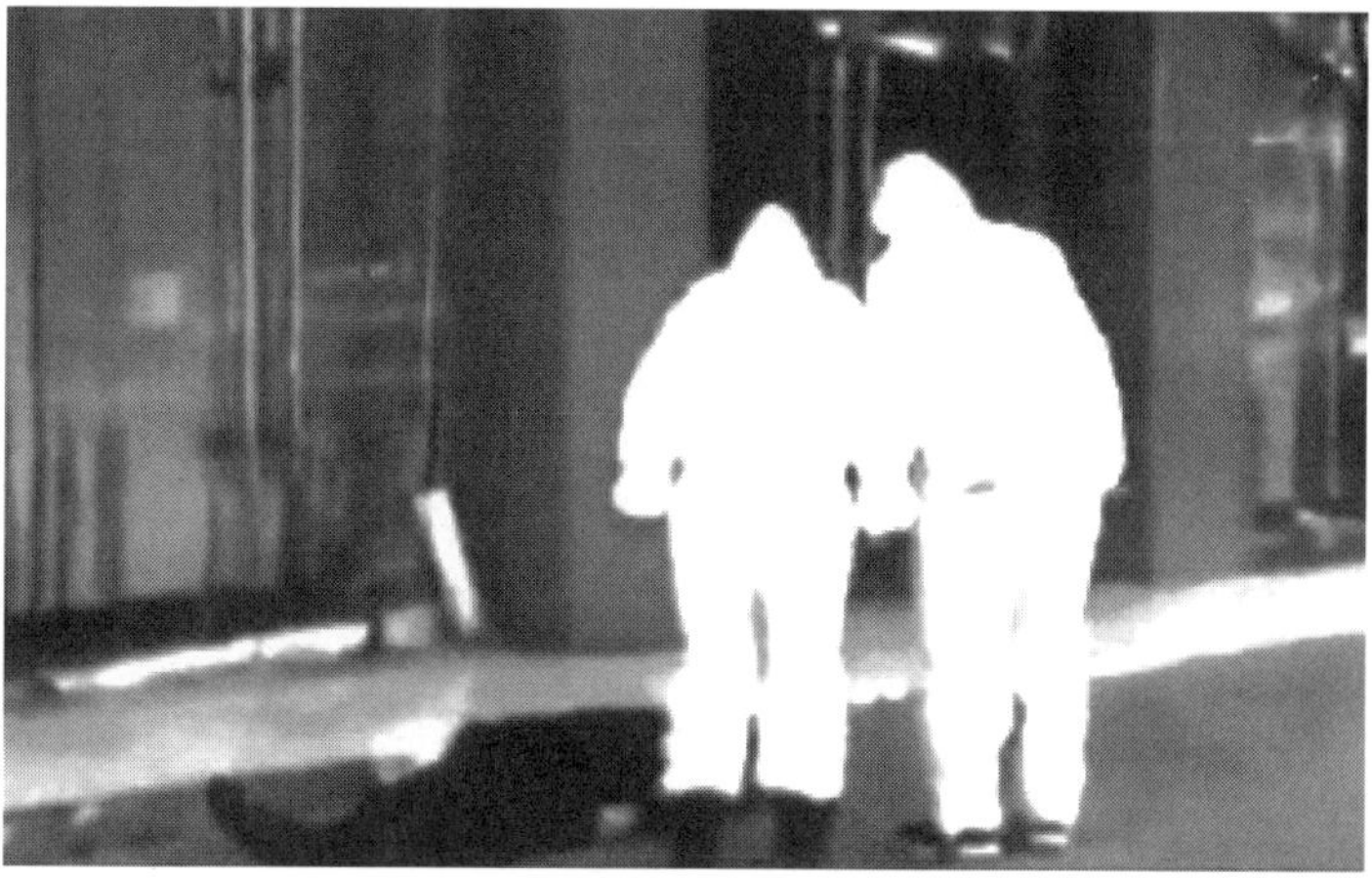

「マスクをした男性が仰向けに横たわっている」
武漢で頻発した突然死を示すYouTubeの画像

もう手に負えない状況になるぐらい、今回の事態は容易ならざることなのだ、という認識がなぜ一般的にならなかったのか。

森下　こんなことを言うと怒られますが、中国だからとみんな思っていたからではないでしょうか。そう思っていたら、イタリアやフランス、そしてアメリカも同じことになったから、結局、みんな一緒なのだと認識した。

中国についてはネットも含めて情報の真偽の見極めがつきにくく、想像しづらい。ただし、仮に上海が武漢並みの状態になってしまったら、われわれの認識も変わったでしょうね。でも上海はそれなりに抑え込んでしまいましたから、じゃあ、そんなに大したことはないのではないかというモードになってしまった。

全国から招集された感染症指定ベッドに運ぶ救急車

長谷川　もう一点、言いますとね、まだ感染しているかもしれないクルーズ船の陰性の乗客を帰したあたりで「政府の対応はひどいな」と思いましたが、それよりもっと前の時点で容易ならざる事態と思ったことがありました。

これは東京五輪・パラリンピックの開催にも関係してくるのですが、横浜港に停泊したクルーズ船の周辺に感染者を待つ救急車がたくさん集まっている映像がありました。そのなかに東京ナンバーではない、静岡とか岐阜とか遠い他県ナンバーの救急車がいたのです。

これを見て私は、「ああ、首都圏の病院は収容能力がいっぱいになってしまったのだな。感染者が100人に満たない段階でそんな状態だったとすれば、五輪で世界から大勢の観光客が押し寄せて、感染が大量に発生したら、とても対処できないだろう。大量の感染者に対応できない」と思いました。そうわかっていて、五輪を開くとしたら、無責任という話になるだろうな、とも思いました。結局、五輪の開催までに新型コロナ肺炎の感染がピークを過ぎていればまだしも、そうでなかったら、日本は難しい判断を迫られる。時間との戦いになるのですから。

森下　長谷川さんの結論は正しいのだけれど、あの時点で他所《よそ》から来たのは、実は感染症の指定ベッドに余裕のある県からの車輛《しゃりょう》なのですよ。感染症の患者を入れるベッドは神奈川県でもかなり少ない。クルーズ船の患者数に比べると、圧倒的にわずかなのです。

そうすると神奈川がメインで対応すると、神奈川の体制があっという間に崩壊してしまうから、分散したわけです。ですから、普通のベッドについては十分足りている。そういう意味では、オリンピックのときの話はイコールではありません。感染症指定ベッドという特殊な設備に入れなければならないというので、ああいうことになったのです。

現在、感染症指定ベッドをかなり増やしているところだけれど、まだ追いついてはいない。ベッドの増加よりも、患者の増加のほうが早いからです。

あのとき全国から応援を仰いだのは、必ずしもあの時点で医療支援が不十分だというわけではなく、もともと感染症の指定ベッドのある病院が地域単位でみれば少なかったからです。もっと増やしておけば、という話はもちろんありますがね。

長谷川　いずれにせよ、収容能力が足りなかったのは間違いありませんね。これまで関東で大事件、大事故、大災害などが起きたときに、それに対処するための救急車が静岡みたいな遠方から飛んでくるなんてことはなく、これはもうまったくただごとではありません。有事対応ですよ。

そんなただごとで済まない有事対応が、クルーズ船の段階で起きているのに、東京五輪開催などできるわけがない、というのが私の直感でした。五輪の準備委員会には優秀

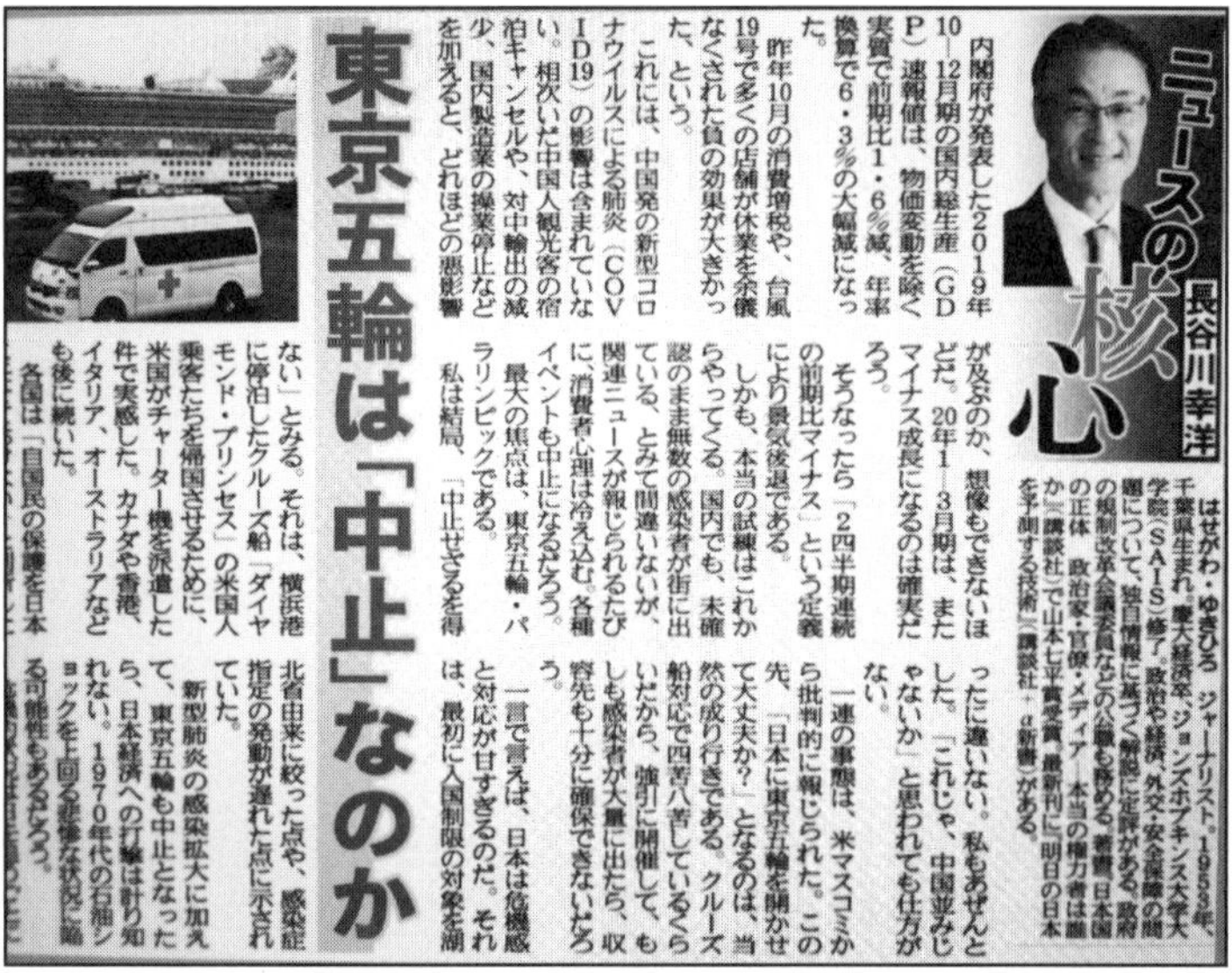

ニュースの核心　長谷川幸洋

はせがわ・ゆきひろ　ジャーナリスト。1953年、千葉県生まれ。慶大経済卒、ジョンズホプキンス大学大学院(SAIS)修了。政治や経済、外交・安全保障の問題について、独自情報に基づく解説に定評がある。政府の規制改革会議委員などの公職も務める。著書『日本国の正体　政治家・官僚・メディア—本当の権力者は誰か』(講談社)で山本七平賞受賞。最新刊に『明日の日本を予測する技術』(講談社+α新書)がある。

東京五輪は「中止」なのか

内閣府が発表した2019年10—12月期の国内総生産（GDP）速報値は、物価変動を除く実質で前期比1・6%減、年率換算で6・3%の大幅減になった。

昨年10月の消費増税や、台風19号で多くの店舗が休業を余儀なくされた負の効果が大きかった、という。

これには、中国発の新型コロナウイルスによる肺炎（COVID19）の影響は含まれていない。相次いだ中国人観光客の宿泊キャンセルや、対中輸出の減少、国内製造業の操業停止などを加えると、どれほどの悪影響が及ぶのか、想像もできないほどだ。20年1—3月期は、またマイナス成長になるのは確実だろう。

そうなったら『2四半期連続の前期比マイナス』という定義により景気後退である。

しかも、本当の試練はこれからやってくる。国内でも、未確認のまま無数の感染者が街に出ている、とみて間違いないが、関連ニュースが報じられるたびに、消費者心理は冷え込む。各種イベントも中止になるだろう。

最大の焦点は、東京五輪・パラリンピックである。

私は結局、「中止せざるを得ない」とみる。それは、横浜港に停泊したクルーズ船「ダイヤモンド・プリンセス」の米国人乗客たちを帰国させるために、米国がチャーター機を派遣した件で実感した。カナダや香港、イタリア、オーストラリアなども後に続いた。

各国は「自国民の保護を日本……ったに違いない。私もあぜんとした。「これじゃ、中国並みじゃないか」と思われても仕方がない。

一連の事態は、米マスコミから批判的に報じられた。この先、「日本に東京五輪を開かせて大丈夫か?」となるのは、当然の成り行きである。クルーズ船対応で四苦八苦しているくらいだから、強引に開催しても、もしも感染者が大量に出たら、収容先も十分に確保できないだろう。

一言で言えば、日本は危機感と対応が甘すぎるのだ。それは、最初に入国制限の対象を湖北省由来に絞った点や、感染症指定の発動が遅れた点に示されていた。

新型肺炎の感染拡大に加えて、東京五輪も中止となったら、日本経済への打撃は計り知れない。1970年代の石油ショックを上回る悲惨な状況に陥る可能性もあるだろう。

東京五輪・パラリンピックの開催は難しい、と指摘した
2月21日発行（22日付）「夕刊フジ」の『ニュースの核心』

な官僚がたくさんいるんですから「もし五輪で感染が始まったら、どうにもならない」とわかったはずです。対処しなければならない人数がはるかに多いんですから。官僚たちは「万全の対応を準備する」のが仕事ですけど、この事態には対応できない。そこから「夏の東京五輪はムリ」という結論を出すまで、私は一直線でした。まだ誰も言っていない2月半ばから、私は「夕刊フジ」や「四国新聞」など複数の連載コラムで「東京五輪は難しい」と繰り返し書きましたし、講演でもそう断言してました。公言したジャーナリストは、私が最初だったはずです。

おそらく、準備委員会とか関係者、とりわけ官僚は「ムリだ」と早い段階で見極めていたはずです。それがわからなかったら、官僚の仕事は務まらない。彼らは「先を読んで手を打つ」のが仕事ですから。ただし、外でそれを喋《しゃべ》るかと言ったら、絶対に喋らない。言い方は悪いかもしれないけど、官僚は「由《よ》らしむべし知らしむべからず」ですから。為政者は国民に知らせる必要はない、自分に従わせればいいだけです。だからこそ、ジャーナリストは自分の頭を使って物事を判断しなくてはいけない。

ところが、私が自分の分析、見通しを書くと「長谷川は勝手な推測をしているだけだ」なんて言ってくる人がいる。まったく、わかってないですね。私は見通しを立てるときに、事実を細かくチェックして、根拠を必ず示します。五輪で言えば、救急車のナンバーです。ただ想像するなんてことはありません。そもそも、勝手な推測だけだったら、私はとっくに市場から放逐されてます。読む人がいないから、稼ぎにならない。私が曲がりなりにも食えているのは、そんな私の分析、見立てを知りたいと思う人がいるからです。そういう「ジャーナリスト市場」の構造も、まるでわかってない。

日本はほんとに、何から何まで甘い人が多いですね。ま、だからこそ、私が食えているんですけど（笑）。秘密を明かしちゃ、ダメか（笑）。すみません、つい脱線しました。

本題に戻ると、中国から引き揚げるアメリカ人を乗せたアメリカが出した救援機内の映像も衝撃的でしたね。アメリカ疾病予防管理センター（ＣＤＣ）職員とみられる担当者たちは、まるで映画の一シーンさながらに、宇宙服のような防護服に身を固め、ハンドマイクで乗客に指示していました（先の佐藤議員が手にしている写真）。降りた乗客たちは米軍施設に完全隔離された。

アメリカは入国制限の対象を中国全土からの入国者に適用していますが、安倍首相は3月5日になって、ようやく中国全土からの入国者全員を規制すると決断しました。それも、中国の習近平国家主席の国賓来日を延期する、と発表した同じ日にです。中国の怒りを薄めるためにでしょうか、韓国まで抱き合わせで規制するという忖度ぶりでした。

アメリカが抱いている危機感のレベルは、日本とまったく違っていました。ただし、トランプ大統領は当初、甘く見ていましたが。こんなに甘い状態の日本に、アメリカは選手団を派遣するでしょうか。東京五輪・パラリンピックのゆくえを決めるのは、究極的には、日本政府でも国際オリンピック委員会（ＩＯＣ）でもない。選手たち自身です。

事実、カナダは3月22日に「選手団を派遣しない」と発表しました。国際オリンピック委員会が東京五輪の延期を発表したのは、２日後の24日でした。ＩＯＣに延期を決断させたのは、カナダの発表だったと見ても、おかしくない。つまり「選手が延期を決めた」のです。

でも、私に言わせれば、静岡や岐阜ナンバーの救急車が象徴したように、クルーズ船対応で大慌てになった時点で「とてもじゃないが、東京五輪はムリ」だったのです。

第5章　ワクチンは本当に間に合うのか？

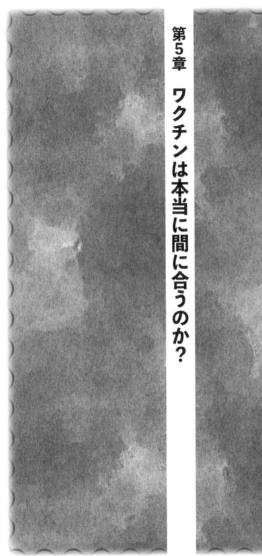

パンデミックなウイルスには向かない通常のワクチン

長谷川　本章では、一番大事なワクチンを中心に話を展開しましょう。そもそものところからお聞きしたいのですが、ワクチンを作るという目的とは、いったい何なのですか？

森下　基本的には、ワクチンを作ることで、新規の感染を防ぐことができるわけです。また、重症化するのを防ぐことも可能です。皆さんご存じのインフルエンザワクチンと一緒です。結局、集団免疫でみんなが抗体を持つか、ワクチンを打ってみんなに抗体を持たせるか以外には感染は収束しません。そういう意味では、治療薬とワクチンの開発は収束のためには必須《ひっす》な作戦といえます。

通常のワクチンはどうやって作るかというと、鶏の卵にウイルスを不活化したり、弱毒化して播種《はしゅ》、つまり打つわけです。そうすると、卵のなかでウイルスが増えていく、そのウイルスのタンパクがたくさん増えて、それを抗原として体内に打つことで抗体を作る。これが普通の方法なのです。

この場合、ウイルスを弱毒化するのに1～2カ月かかり、卵のなかで増やすのにだいたい4カ月くらいかかります。長いようでも、半年後にはワクチンが出来上がるのです。ただし、いくつか問題があります。1つは、ウイルスの不活化、あるいは、弱毒化がうまくできるか。インフルエンザのように、毎年作る場合は、慣れているわけですが、初めての未知のウイルスで、かつ毒性が強いと簡単ではありません。万が一ウイルスが混じると、病気になる可能性があります。加えて卵を使うので、アレルギーになる可能性がある。そんなことから、「ワクチンはなんとなく怖い」というイメージがあるのではないでしょうか。また、卵の中でウイルスが増えるかどうかも大事なポイントです。SARSのときは、コロナウイルスが卵で増えなかったそうですので、新型コロナウイルスが増えるかどうかは、重要です。その場合は、従来の方法では作れません。

もう1つの問題は、ワクチンの供給量の問題です。ワクチンを作るための卵は有精卵なんです。要するに無精卵ではなくトリが生まれるほうの卵なので、普段は作っていなくて、ワクチン用にわざわざ作っている卵なのです。ですから、卵の供給量がすごく限られているので、急に増産ができない。仮にいま日本で作ろうとすると、インフルエンザ用の卵を新型コロナ用に割り振らなければならないから、インフルエンザのワクチンをどれぐらい減らすのか、みたいな議論をしなければなりません。つまり、数が限られ

ワクチン開発について

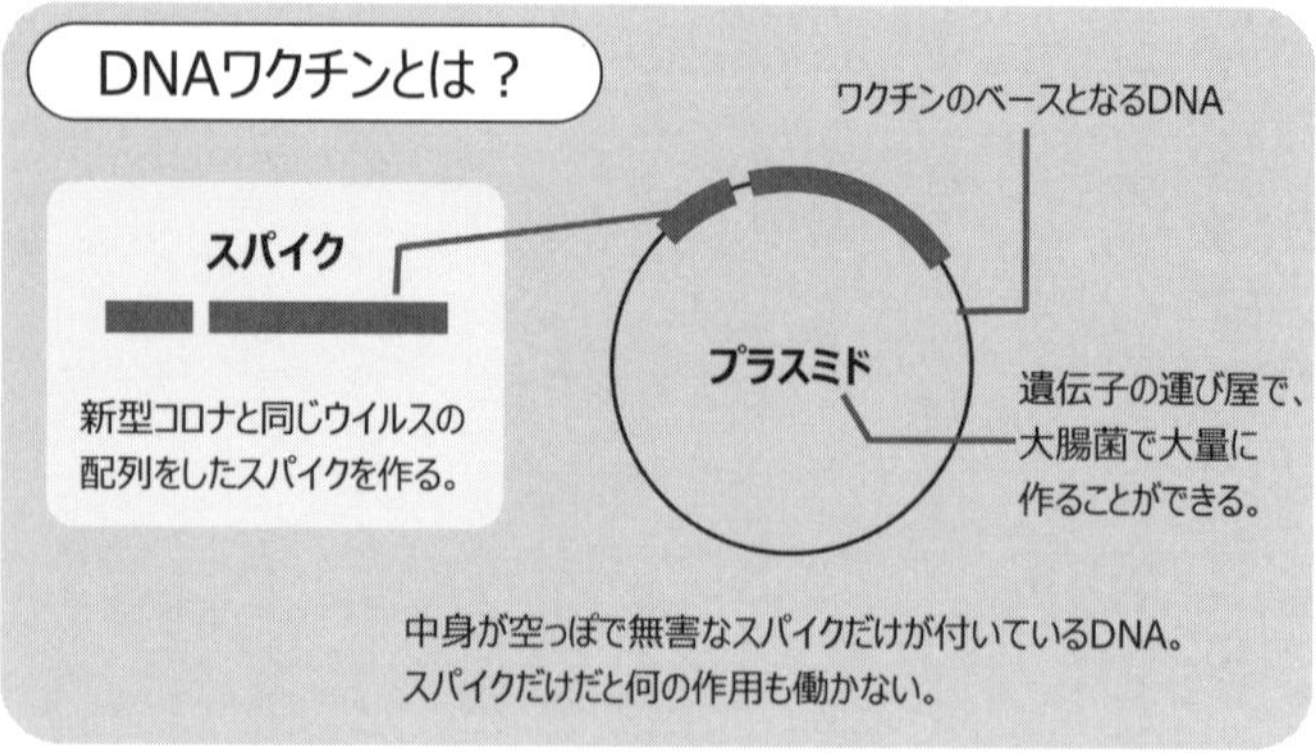
DNAワクチンとは？
ワクチンのベースとなるDNA
スパイク
新型コロナと同じウイルスの
配列をしたスパイクを作る。
プラスミド
遺伝子の運び屋で、
大腸菌で大量に
作ることができる。
中身が空っぽで無害なスパイクだけが付いているDNA。
スパイクだけだと何の作用も働かない。

体内に発現させ抗体を作るためのもの

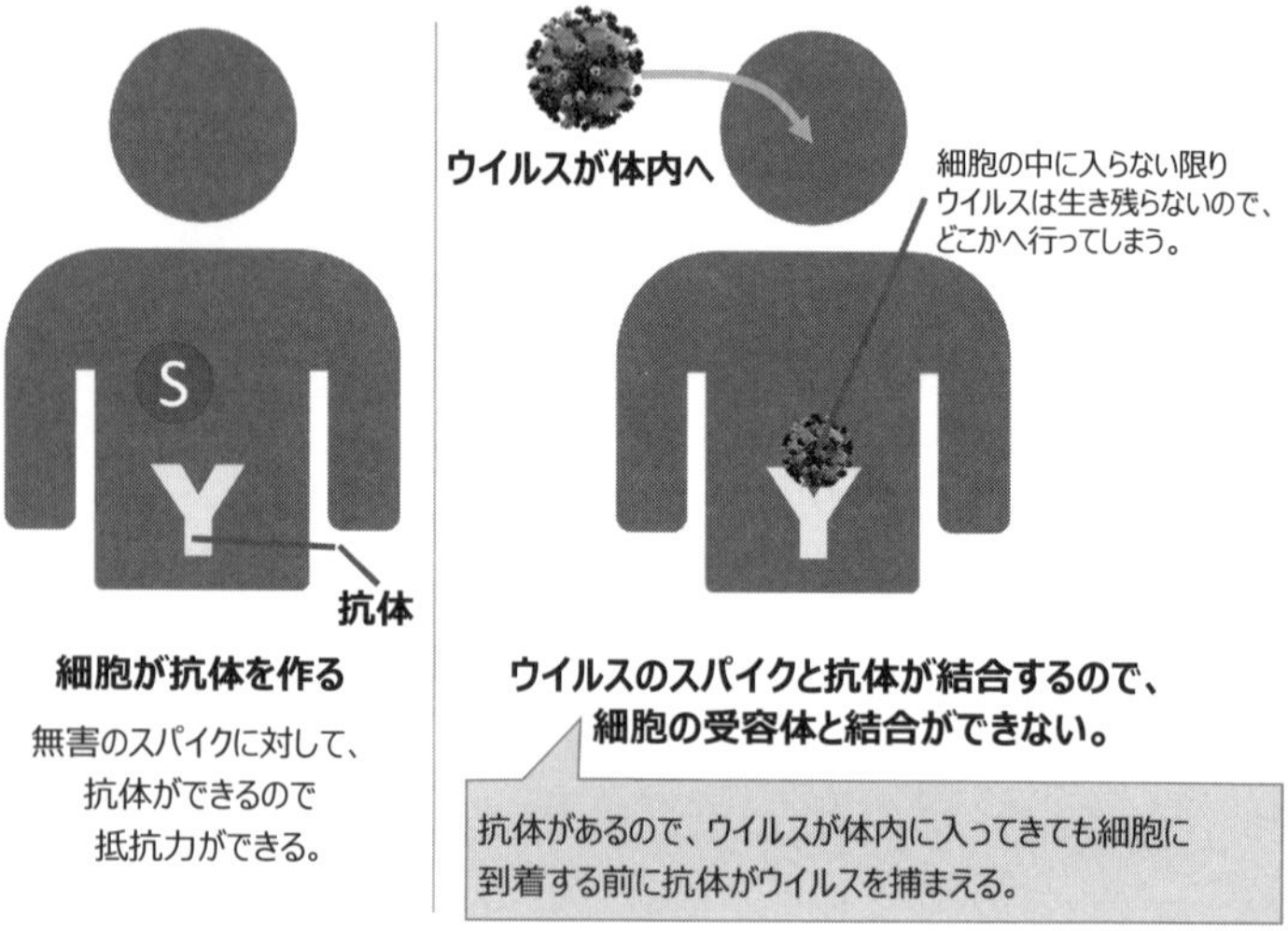
S
抗体
細胞が抗体を作る
無害のスパイクに対して、
抗体ができるので
抵抗力ができる。
ウイルスが体内へ
細胞の中に入らない限り
ウイルスは生き残らないので、
どこかへ行ってしまう。
ウイルスのスパイクと抗体が結合するので、
細胞の受容体と結合ができない。
抗体があるので、ウイルスが体内に入ってきても細胞に
到着する前に抗体がウイルスを捕まえる。

“新型コロナウイルス”

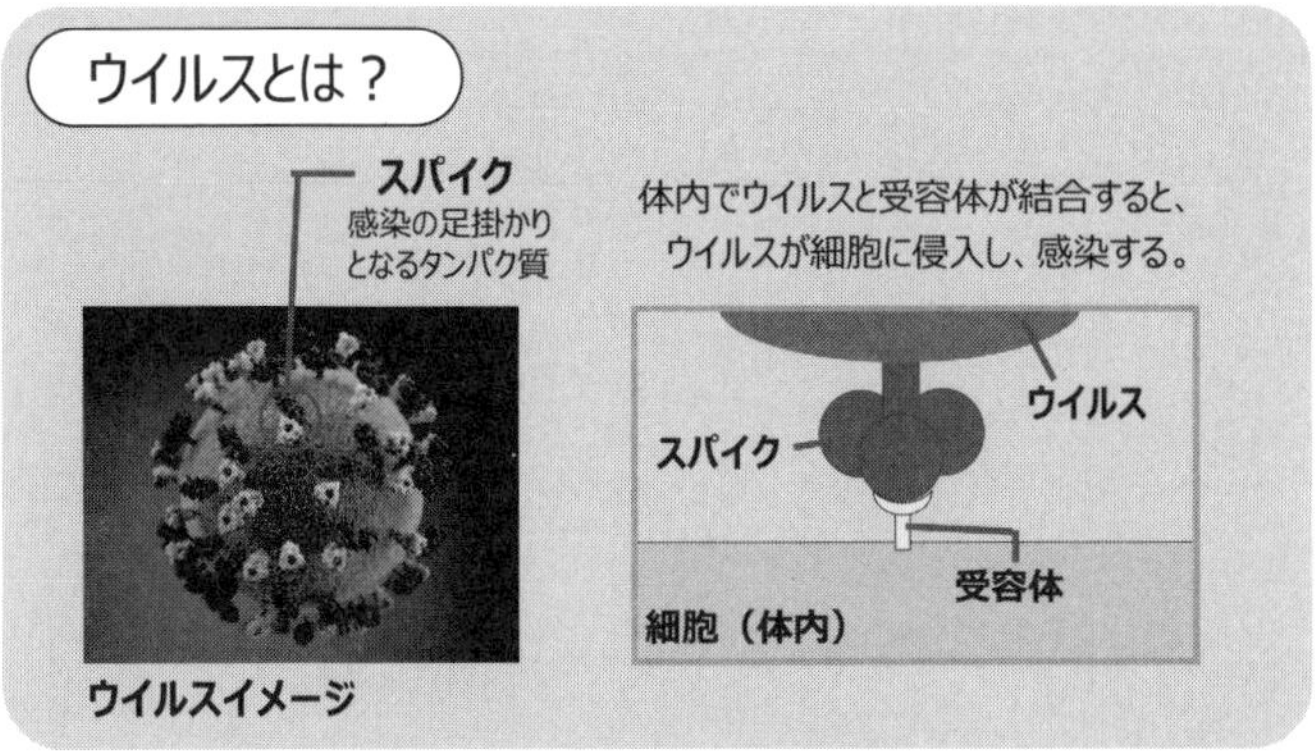

ワクチンの仕組み：スパイクだけを

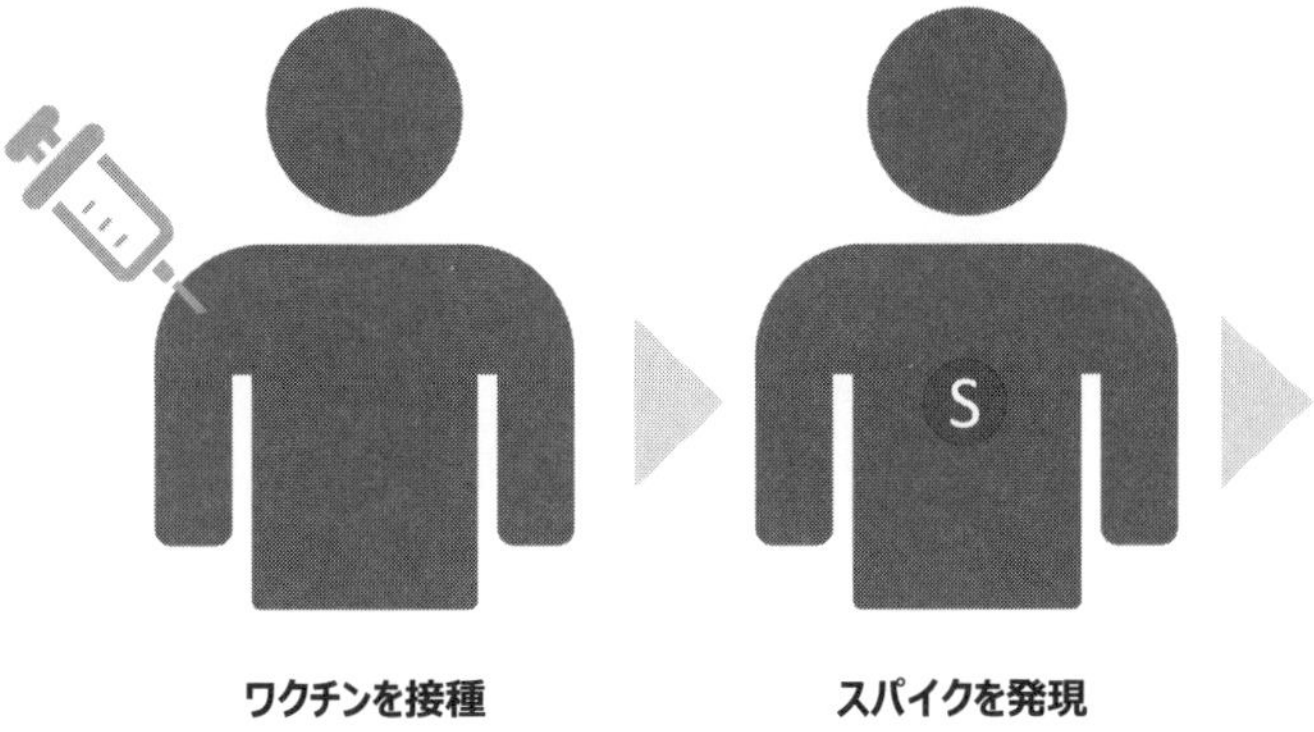

作成：森下先生

ているため、パンデミックなウイルスには向かない。

現状を申し上げると、どうやら新型コロナウイルスは、卵で増えにくいようで、実は従来の方法でのワクチン製造はまだ見通しが立たないようです。

一方、われわれが作っているのは「DNAワクチン」というものです。基本的にはウイルスの〝遺伝子情報〟のみを使います。今回の場合も、これまでのコロナウイルスと同じく、ウイルス表面のスパイク（S）タンパク質という部分、これがウイルスの〝感染〟にきわめて重要なのです。スパイク（S）はウイルスにトゲみたいにいっぱい刺さっている構造をしています。このスパイクが要するに「鍵」なのです（前頁図参照）。

一方、人間の細胞の表面には受容体という鍵穴があります。この受容体はアンジオテンシン変換酵素Ⅱ、ACE2《エース・ツー》と呼ばれるものです。スパイクがACE2にささると、ウイルスが細胞のなかに入っていき、細胞のなかで増えていく。だから、スパイクが「鍵」で受容体ACE2が「鍵穴」というわけです。これが感染の〝原理〟です。

新型コロナウイルスの遺伝子情報は、既にわかっています。この鍵の部分の遺伝子の構造もわかっているので、プラスミドDNAという環状の遺伝子を発現させるベクター（運び屋）に入れてやって、筋肉内に投与すると体内でトゲにあたるSタンパクだけが、できてきます。結局、ウイルスを使うことなく、鍵の遺伝子の情報をＤＮＡワクチンのなかに入れてやると、この鍵だけが増えていくわけです。鍵だけでは何も機能はもちませんが、体内に鍵がいっぱいできるので、その鍵に対して抗体ができていきます。通常のワクチン製造が抗体を作る抗原の製造を鶏の卵で行うのに対し、人間の体のなかで作らせるのがＤＮＡワクチンというわけです。

この場合、当然ですが、ウイルスそのものは一切使わないから、安全なのです。しかもウイルスも必要なく、ウイルスの遺伝子の情報さえわかれば、すぐに作れる。ですので、ＤＮＡワクチンは早く作ることができる開発方法なのです。

開発に着手してから20日間で完成した世界最速のＤＮＡワクチン

森下　いま新型コロナウイルスのワクチン開発で先行しているのは、「モデルナ」というアメリカのベンチャー企業だと言われています。アデニン（Ａ）・グアニン（Ｇ）といった核酸からなるＤＮＡは、タンパク質を作る信号であるメッセンジャーＲＮＡを作ります。そのメッセンジャーＲＮＡの指令が出ると、タンパク質ができていく。このタンパク質は先刻述べたスパイク（S）みたいな実際の形を持つものです。モデルナのワクチンの最大の特徴は、このメッセンジャーRNAを入れて抗体を作らせることにあります。対して、われわれが開発しているのは、DNAを入れて作らせることです。ですので、基本的には最初の遺伝子の情報であるDNAを使うのか、途中のメッセンジャーRNAを使うのかが違いになります。特徴としては、少し繰り返しになりますが、どちらの方法も遺伝情報だけを使うためにウイルスが要らないので、ウイルスが混じる危険性はない。安全性が非常に高いわけです。

一番の違いは、生産能力とコストです。DNAワクチンの場合、元になるプラスミドDNAを大腸菌のなかに入れて大腸菌ごと増やします。簡単に言うと、ビール工場の酵母を増やす樽《たる》がありますよね。あれを想像してもらえばいいのですが、ああいう樽のなかで大量に大腸菌を増やすのです。それで大腸菌をすりつぶして、そこからDNAワクチンを取り出します。

ですから、樽さえあれば大量生産できます。1回にたとえば2000リッターの樽があると、数万人分が1回にできてしまう。2週間という短期間で大腸菌は増やせますので、どんどん製造可能です。すなわち、大量合成が非常に簡単なのです。また、製造コストも、他のRNAワクチンや後で紹介するRNAワクチンより、かなり安いです。つまり、いまのようなパンデミックのときにきわめて向いているわけです。

一方、RNAワクチンは、DNAからメッセンジャーRNAを作る必要があります。また、DNAよりRNAは不安定なので、安定にするために修飾する必要があります。そのため、製造量は少なく、コストも高くつきます。

DNAワクチンと原理は同じですが、プラスミドDNAではなく、アデノウイルスという風邪のウイルスを弱毒化して使用するアデノウイルスワクチンもあります。既に、中国では大規模な臨床治験に入ったと報告されています。また、ジョンソン&ジョンソンやオックスフォード大学も開発しています。このアデノウイルスワクチンは、遺伝子の発現量がDNAワクチンやRNAワクチンよりも多いことが知られており、抗体を作るという点では優れています。ただし、アデノウイルスでは、以前に遺伝子治療で死亡例も出ており、毒性もかなり高いという問題点があります。また、新型コロナウイルスに対する抗体だけでなく、投与されたアデノウイルスに対する抗体もできることが知られており、2回や3回という複数投与した場合効果が出ないことがわかってきています。

したがって、もしワクチンによって抗体ができても長続きしないと、2回目以降はワクチンとして使えないということになります。使用したベクターに対する抗体は、アデノウイルスワクチンと違いDNAワクチンやRNAワクチンでは、できないといわれているので、複数回投与が可能です。もし抗体の持続期間が短ければ、DNAワクチンやRNAワクチンが、より望ましいということになります。このようにいま、開発されているワクチンには、いろいろなメリット、デメリットがあります。

いずれにしろ、これら新世代のワクチンの特徴は、ワクチンがすぐ作れることが最大の利点です。先にふれたアメリカのモデルナは、最速42日間でRNAワクチンを作った、と発表しています。われわれは、もっと遅く着手したのですが、3月5日に開発を発表して、3月24日にはDNAワクチンが完成し、20日間で作りました。これは世界最速です。

長谷川　えーっ、もうできているのですか？

森下　はい、ワクチンの原型はすでにできています。いまはDNAワクチンを動物に打って、抗体が本当にできるかどうかを確かめている段階です。これは打ち方によっても、量によっても違いがあるので、人に打つための準備をしているわけです。

あとは安全性の確認が済むと、人の臨床試験のフェーズに入ります。先日の大阪府・

大阪市との提携協定によって、前倒しができたので、7月には投与が始まります。

長谷川　その臨床実験をする前の安全性は、動物で確認するわけですね。

森下　そうです。いまそれをやっている段階です。

長谷川　いま、森下先生がおっしゃられたやり方で開発されたワクチンは、これまでにあるのですか？

森下　まだ承認されたものは、ありません。なぜかというと、いままではワクチンを打つまでにウイルスによる感染が収束してしまったからです。エボラ出血熱もSARS（重症急性呼吸器症候群）もです。要するに、実際にそのワクチンを打った人で感染するような場面に遭遇したケースがない、ということです。だから今回が初めてのパンデミックへの挑戦になります（笑）。まあ、こんなことになろうとは思っていなかったから、われわれも着手するのが遅れました。

体内で抗体を作るための抗原をウイルスの遺伝子情報で作る

長谷川　ここで一度、おさらいしても、よろしいでしょうか。これまでのワクチンと、今回森下先生の作っておられるワクチンはどこが一番違うのですか。

森下　最大のポイントは、実際にウイルスを使うか使わないかです。

長谷川　いままでのワクチンについては、ウイルスの弱毒化をすると言っていましたね。どうやって弱毒化させるのですか？

森下　毒性を弱くするために、いろいろな処理をします。一般的には、アンモニアで処理をしたり、科学的に薬剤をふりかけたり、いくつかの方法がありますが、とにかくウイルスの作用を弱くするわけです。

長谷川　感染が10回、20回、30回と繰り返されていくと、ウイルスは自然に弱くなる、と知人から聞いたことがあるのですが、そんなことはあるのでしょうか。

森下　もちろんそれもあります。早くするために、化学的に弱くするやり方もいくつかあります。

長谷川　弱くするためには、そのウイルスの正体をわかっていなくてはできませんよね。

森下　いや、それはわからなくてもできることが多いのです。過去の歴史で、こういう性質をもったウイルスであれば、こういう方法を講じると大体弱くなるということはわかっています。けれども、１００％正しいかどうかわからないから、しっかりチェックしないといけないし、ときどき十分弱くなっていなくて、副作用が起こることもあります。

長谷川　先程の話では、弱毒化するのに1～2カ月くらいかかるとおっしゃっていた。弱毒化したウイルスができたあとは、従来の通常のワクチンを作るためには、どうするのですか？

森下　鶏の卵に打ちます。無精卵ではなくて、有精卵です。そうすると卵のなかでヒヨコが育っている間に、ウイルスが増えてきます。生きていないとウイルスが増えないから、有精卵しかダメなのです。ウイルスがどんどん増えていく。増えてきたら、そのウイルスを殺して必要な「抗原」だけを抽出するのです。抗原とは、要は体内で抗体を作るための元。そしてそれをワクチンに生成する。

長谷川　それが、これまでのワクチン。はい、だいたいわかりました。それで、いま森下先生がやっているのは？

森下　その最後のところの抗原の部分を、遺伝子の情報で作る。鶏卵を媒体にしてウイルスを増やさなくとも、遺伝子の元の情報がわかれば、抗原を作ることができるからです。われわれが行っているのは、環状のプラスミドＤＮＡという遺伝子の運び屋を使って抗原を増やすことです。ただし、増やすのは自分の体内で増やすわけですね。

自国向けに生産するのに精いっぱいの新型コロナワクチン

長谷川　ウイルス由来というか、ウイルスの増殖でなくても抗原が作れる、というのは、ウイルスの遺伝子の情報が全部解読されたから、ですか。でも、なぜそれをいままでやってこなかったのですか？

森下　いや、あまり知られていないだけで、いままでずっとやっていましたよ。もう20年前からある技術ですからね。先刻言ったようにＳＡＲＳのときや鳥インフルが発生した際には、安全性と抗体を図る臨床試験まではみんな進んでいたのです。それは何千人と行っています。けれども、医薬品として承認されたものではないのです。

前述のとおり、ＳＡＲＳにしてもエボラ出血熱にしても感染が収束して、病気自体が消えてしまった。だから、試す機会がなかったのです。

長谷川　なるほど。それを、「今回はやってみよう」ということですね。ということは、森下先生以外の方も、同じような方法でチャレンジしている例もある？

森下　やっています。もうすでに世界で5つの臨床試験が行われています。われわれが、日本では1番です。

長谷川　最初にやったのは、どこなのですか？

森下　さっきも申し上げたアメリカのベンチャー企業のモデルナ。中国のグループがもっと早いという報道もあります。アデノウイルスという風邪のウイルスに、同じ遺伝子情報を入れて打つというもので、副作用はＤＮＡワクチンやＲＮＡワクチンよりはあるタイプです。

長谷川　いずれにしても似たような方法で、世界での競争に参加した。ということは、これは国際競争になるのでしょうか？

森下　私はならないと思っています。その理由は、新型コロナウイルスが世界中にここまで蔓延したことから、どのワクチン会社も自国向けに生産するので精いっぱいだからです。他国に供給する余裕などありません。自分の国で自分を守らないと多分、今回は間に合わない。

長谷川　つまり、自分の国で手がいっぱいなので「他国にその製品を売って市場を独占しよう」というインセンティブがなくなる、ということですか。

森下　インセンティブはあるのですが、そこまで生産量が今回間に合わない。他国に販売して独占するためには、大量生産をしなければなりません。でも、その前に自国民に十分ワクチンを行き届かせなければならない。それをしないと、どこの国でも政治家は選挙に勝てないでしょう（笑）。今回は死ぬか生きるかですから、アメリカでは2億人くらいにはまずワクチンを打たなければなりません。とても、世界中独占できる状況にはない。

長谷川　つまり、まずは巨大な需要が目の前にあるから、他のライバルを蹴散《けち》らして、うちが独占しようとかいうインセンティブはない。

森下　インセンティブというか、その量産能力を備えていないということですね。もう本当にワクチン戦争に突入しているのですから。

長谷川　ということは、ワクチンが完成して、承認されたところから、どんどん自国民に対して、打っていくことになる？

森下　そうです。ただ正直言って、生産能力は、どのワクチンが実用化されても、そんなに高くはない。年内で一番多いグループが供給できるのが100万人くらいでしょうね。われわれもこれからいろいろな設備の確保がうまくいったとしても、年内に作れるのは最大でも100万人程度。現時点では、確定しているのは、製造をお願いしているタカラバイオによると20万人程度です。

長谷川　なぜ１００万人で限定されてしまうのですか。制約条件は何なのでしょうか？

森下　もともと、ワクチン製造を数億人を対象に新規に行うという想定がないわけです。われわれの場合は、ワクチン製造をタカラバイオにお願いしているわけですが、急には、そんな生産能力は備わっていません。何億人とか何千万人にワクチンを打つようなシステムをもともともっていないし、誰も準備もしていなかったのですから。

長谷川　日本に限らず、各国とも生産能力の制約があるわけですね。

森下　一緒です。他社も生産能力を高めようとしているけれど、現実には技術的な面も含めて、なかなか難しい。

その中でも、アメリカの動きがなぜ早いかというと、もともとアメリカにおいては軍がバイオテロ対策のためにウイルスの研究開発体制を敷いているからです。国から潤沢な研究資金が毎年出ているのです。

一番最初に出た生物兵器説の話に戻るのですが、バイオテロに使われるウイルスは、通常は致死率が高くて、しかも若い人も罹《かか》って死ぬようなエボラ出血熱とかＳＡＲＳとかをアメリカ国内にばら撒かれたら、軍隊は戦えなくなる。というので、軍、医師、政府関係者等に早急にワクチンを作って配布をしないと、政府が混乱して敗北を喫する。そのためのバイオテロ対策で、軍がプログラムを常にもっているわけです。

それでRNAワクチンを開発したベンチャーのモデルナとか、アメリカでDNAワクチンに取り組んでいるイノビオが、支援されてきたのです。アメリカには軍が「こういう新しい未知のウイルスらしきものが出てきたので、おたくでも作ってくれ」とすぐにお金をつけてオーダーするシステムがあるし、そのためのラインはずっと維持されています。だから、いざというときには動きが早い。

ワクチン開発の鍵は世界初の血管再生薬「コラテジェン」

森下　日本はそういう国防の発想がないことから、われわれはイチから作っているわけです。今回われわれは、バイオ製薬企業のアンジェス（2002年東証マザーズ上場）が中心となって、製造はタカラバイオ、人に投与するための器具はダイセルという会社と組んでいます。

長谷川　人に投与する器具が必要なのですか？

森下　ええ、投与の仕方によって効率が変わるのです。

長谷川　たとえば、どういうことですか。注射だけではないということですか。

森下　普通の注射よりは、針なしの注射器で早く入れたほうが遺伝子の発現が高くなるので、抗体ができやすいのです。針なしの注射器は火薬で打ち込むタイプです。

ダイセルは自動車に装備するエアバッグのメーカーです。エアバッグの仕組みをご存じでしょうか。エアバッグは車が衝突したとき衝撃をセンサーが感知して、内蔵されている火薬を爆発させることでガスを発生させ、バッグを膨らませるのですね。

その技術を利用して、火薬の力で遺伝子を体内に打ち込む注射器を作っているのが、ダイセルです。

また4月下旬、われわれは新日本科学とイーピーエスとも提携しました。新日本科学は動物実験（非臨床試験）を行う医薬品開発業務受託機関（ＣＲＯ）大手で、ワクチンの安全性を検証する動物実験を担当します。イーピーエスは、臨床治験の受託機関ＣＲＯの大手で、ヒトでの臨床治験の支援を担当します。ワクチンの実用化のスピードを速めるための助っ人ですね。

長谷川　そもそも振り返ってみて、森下先生が、技術的に新型コロナワクチンの開発に挑もうとした動機を教えてください。

森下　今回ワクチン開発の中心会社となっているアンジェスは、厚生労働省より２０１９年3月、日本初での遺伝子治療薬「コラテジェン」の承認を受け、9月からは保険診療に用いられるようになりました。薬価は約60万円です。販売は、田辺三菱製薬が行っています。コラテジェンは私が開発したものですが、世界で初めての血管再生の薬であり、世界で初めてのプラスミドＤＮＡの薬剤です。

コラテジェンは、血管再生を促すヒト肝細胞増殖因子（ＨＧＦ）という遺伝子を患者さんの体内、筋肉内に入れ、その遺伝子が作り出すタンパク質ＨＧＦの生理作用により糖尿病患者さんの潰瘍《かいよう》を治療する薬です。今回のＤＮＡワクチンは、コラテジェンと同じ遺伝子の運び屋であるプラスミドＤＮＡという最小限の遺伝子を発現する技術を元にしています。今回はＨＧＦ（ヒト肝細胞増殖因子）の遺伝子の代わりに、これも先程申し上げた新型コロナウイルスのスパイク（Ｓ）のタンパク質の遺伝子を入れて、体内で何も機能のないスパイク（Ｓ）タンパク質だけを発現させたのです。

長谷川　スパイク（Ｓ）のタンパク質というのは、細胞のなかに入ろうとする新型コロナウイルスが持っているトゲでしたっけ？

森下　そうです。そのトゲだけを作るわけです。そうすると、そのトゲがたくさんできる。これは異物ですから、そのトゲに対して抗体ができて、ブロックしていくわけです。

長谷川　ウイルスの本体がなくても、抗体になるのですか？　おっと、これは先程もお聞きしたのですが、文系と理系の壁があって、文系の頭ではなかなか呑み込めないものですから。

森下　トゲだけで抗体ができます。

長谷川　要するに、トゲで刺激をすると、反応して抗体ができる。しかもウイルスが入っていないから安全だ、と。

森下　そのとおりです。実際にトゲに対する抗体ができると、次にウイルスが襲ってきたときには同じトゲだから、ブロックして、ウイルスに感染しなくなるわけです。

長谷川　そういう理屈ですか。ようやく、なんとか理解できました。

チャレンジは鳥インフルエンザから始まった

長谷川　いまの森下先生の説明はとてもわかりやすかった。腑《ふ》に落ちた気がします。

森下　原理は簡単なのですよ。だけど、問題はそれを実際に人でやれるのかがなかなか大変なのです。

長谷川　いまのようなチャレンジは、いつ頃からされてきたのですか？

森下　われわれは鳥インフルエンザからですね。もともとアンジェスが出資しているアメリカのバイカルという創薬バイオベンチャーが得意としていた分野で、アメリカ軍の予算をかなりもらっていたのですね。バイカルはほかにもＳＡＲＳやエボラ出血熱抗血清製剤なども開発しており、アンジェスが出資している関係で、取締役も出していました。

その頃から提携しており、バイカルからのノウハウもわれわれにも届いていて、日本の企業ですが、今回はアメリカの企業なみに基盤となるノウハウがあった。更に、プラスミドＤＮＡを実用化した点で、世界の中でも、アンジェスがこの領域では圧倒的に強いのです。世界を見渡しても、１番手でしょう。プラスミドＤＮＡ自体を薬にしたのはわれわれしかいないのですから。

長谷川　プラスミドＤＮＡをあらためて詳しく説明してください。

森下　体のなかに遺伝子を入れるでしょう。でもね、普通に遺伝子を入れても、遺伝子だけだとすぐに分解されてしまうのです。

機能を持たせるためには、体のなかで遺伝子が、先程言ったＤＮＡ、ＲＮＡがタンパク質を作っていかなければなりません。これを作らせるためにはいろいろな方法があって、繰り返しますが、この遺伝子の運び屋のことをベクターと呼ぶ。一番よく知られているベクターはアデノウイルス、風邪のウイルスです。

アデノウイルスを体内に入れてやると、体内でタンパク質を作り始めます。ジョンソン&ジョンソンはこの方法でワクチンを作ろうとしている。ただ、アデノウイルスには結構毒性があって。副作用が起きやすいのです。実際過去には死亡事故も起きています。

その点、プラスミドＤＮＡとは遺伝子を発現する最小限の単位で、丸い構造をしています。そのなかに遺伝子を入れてやると、遺伝子が発現するという仕組みなのです。

たとえば、糖尿病の方にはおなじみのインシュリンを作るとしましょう。これも大腸菌のなかでインシュリンを作る遺伝子をプラスミドＤＮＡのなかに入れてやって、大腸菌のなかで作られたインシュリンを取り出しているわけです。プラスミドＤＮＡとは最小限の遺伝子の運び屋の単位なのです。

長谷川　すみませんね、何度も聞いて。何度も聞かないと、頭に入っていかないんです。そのベクター、つまり運び屋について、アンジェスが世界で1番、2番ということですか。

森下　この領域では間違いなく1番。なぜなら実用化しているのはアンジェスだけだから。実用化するノウハウに関しても、実は世界一なのです。

ですから、厚労省もそうした裏付けがあるから、過去の承認された基準に合わせていけばよいということで、今回のプロジェクトはきわめて速く進捗《しんちょく》しているのです。

大企業では絶対に打てない大博打

長谷川　再確認します。ワクチンの元はできた。いまは動物実験をやっている最中。7月以降は臨床というか、システム試験。

森下　各段階で厚労省の許可が必要です。

長谷川　各段階でね。最終的にそれが完成して、さあワクチンを打ちましょうというのは、100万人（分）ができてからですか。

森下　そこは、現時点ではどうなるかわからないですね。まさに、神のみぞ知る。

長谷川　100万人分揃わなくても、ワクチン投与を始める可能性はあるのですか？

森下　それはあり得ますね。現状新型コロナウイルスに対するワクチンの承認要件は、世界のどこでも、何をもって承認していいのか、厚労省やアメリカのＦＤＡも、まだわからないと言っていますから。だからこれは、とてつもない冒険ですね。大会社はこんなことには絶対にチャレンジしないでしょうね。だってゴールが決まっていない。

長谷川　そのゴールというのは？

森下　薬としての承認要件です。ビジネスとして考えるならば、当然、国が承認してくれなければいけません。けれども、一方でワクチンは健常者に打つわけです。治療薬ではない。

そうすると実際に医療現場とか、お年寄りのハイリスクの方に治験で打つってことは、イコール、ワクチンを配布しているのと同じことになる。ある意味、実用化の目的は果たせるわけです。そうすると、それだけで実は抗体を持つ人が増えてくるわけです。

治験者になってもらいたい70歳以上のハイリスクの人

長谷川　ということは、厚労省の承認がなくても、たとえば医療関係者などにはワクチンを打てるということですか?

森下 治験として投与は可能です。たとえば治験で1000人に打つということは、100人にワクチンを打っているのと同じことになります。

長谷川 でも、安全性は確認できないわけでしょう。

森下 ワクチンの有効性と安全性を確認するために打つわけです。

長谷川 (笑)でも人体実験をしてくれ、と言ってくるお医者さんはたくさんいるでしょうね。

医者だけじゃない。イメージで言ったら希望者はどういう方ですか。

森下 70歳以上で、ハイリスクの人にワクチンを打ちたいですね。長谷川さんみたいな不良の老人の方ですね(笑)。だって15%死ぬのですよ。

長谷川 そうか、ハイリスクの人に治験していくわけですか。健常者じゃなくて。

森下 いや、ハイリスクも健常者ですからね。そこはどういう人に打つかは、国と相談しなければなりません。おそらく医療関係者が先だと思いますが。

医療関係者といえば、看護師たちも大変で、もう限界ですね。日本では、よく頑張っていてくれていると思います。看護師さんたちは子供がいるし、本当にニューヨークみたいに看護師が感染してばたばたと死んだら、病院崩壊してしまいます。防護服でさえ十分足りていないのが現状ですから、本当に丸裸で戦場に行っている状態です。

新型コロナウイルスとSARSやMERSとの歴然とした違い

長谷川　今回の新型コロナウイルス以前のSARSとかMERS（中東呼吸器症候群）とか、エボラ出血熱などの病気についてはどう対処していたのでしょうか？

森下　いままでのSARSやエボラ出血熱は致死率が高かったから、逆に封じ込めがしやすかったのです。致死率が高いということは、症状が出たら、患者は動けなくなってしまうでしょう。ともかくそこのところだけを封じ込めておけば、外に感染は広がりません。要するに今回みたいに、撒き散らかす健常人という概念がないわけです。

長谷川　ああ、罹ったら終わりだった、ということですね。

森下　ですから、先にも議論しましたが、こういう致死率の高いウイルスは、自衛隊向きなのです。ともかく封じ込めれば終わるし、封じ込めが第一なわけですから。もうパニック映画の世界です。

要は、治療も重要だが、第一には封じ込めでした。けれども今回は、無症状や軽症の人が多い一方、重症者も治療すれば治る。回復させるための治療が必要です。いくら自衛隊が出張ってきても、封じ込め自体が無理なウイルスなんです。

長谷川　症状が出なくて、歩いている人がいっぱいいるということですね。

そのこととワクチン開発の関係でいえば、これまでの感染症は、そうして封じ込めることにより収まってしまったので、いま開発しているようなワクチンは必要なかったということでしょうか？

森下　そう。そして最終的に実用化には至らなかった。けれども、そのための技術は生きているし、もし仮にＳＡＲＳがもう1回起きたら、もうワクチンはあるから（承認はされてないけれど）、すぐに試験に入れます。試験に入れるイコール、もうワクチンを打てるわけです。

長谷川　もうワクチンは実質的に作ってある、ということですか？

森下　ええ、ある意味そう言えると思います。ＤＮＡワクチンの強味は、保存が利く上に、遺伝子の情報さえあればすぐに作れるところです。その情報を持ったプラスミドＤＮＡを、マイナス20度で保存しておくと、もともとの種として半永久的にキープできるのですよ。だから、いざSARSが起こったときにはそれを大腸菌のなかで大量に増やせば、SARSワクチンができる。

長谷川　えーっと、「プラスミドDNA」とは最小限の遺伝子の運び屋の単位、というお話でした。その遺伝子情報というのは、どうやってわかるのですか？

森下　それには遺伝子を解析する機械を使います。新型コロナの情報についても、発生を中国政府が認めてから1週間ぐらいあとには当局から発表されていて、遺伝子構造ははっきりしていたのです。

長谷川　それは世界中に公表されているのですね。それを利用している森下先生のグループは他の会社とどこが違うのですか？

森下　みんな目的は同じで、新型コロナウイルス表面のスパイク（S）タンパク質に対する抗体を作ることを目指しています。しかしながら、DNAワクチン開発には、プラスミドDNAそのものの実用化に関するノウハウ、それからどういうふうに打つと抗体価を増やすかのノウハウなどが不可欠で、それらを備えているのは私のところしかないわけです。

他のグループは実用化したことがありませんからね。最終的に薬にするために、どういう条件をクリアすればいいのか。それに関するノウハウをアンジェス以外は持っていない。

長谷川 つまり、全体のDNAワクチン開発の理屈はもうわかってはいるけれど、そこから薬に至るまでの過程、プロセスが各社ごとに違っていて、成功したのは森下先生のグループだけだということですね。

森下 その通りです。ちなみに変異の話に戻ると、Sタンパク質というウイルスのスパイクに対しては、いまのところ変異がほとんど起きていません。これには理由があって、Sタンパク質に変異が起きると、ウイルスが細胞に入りやすくなるよりも、入れなくなる可能性のほうが高い。そうすると変異を起こすことはウイルスからすると得策ではないのです。なので、ここは基本的に変異しにくい。

間違って変異したウイルスは増えないので、消えてしまいます。増えるためには人の細胞に入り込まなければならない。生き延びるためにSタンパク質を変異させるメリットがあまりないのです。

長谷川 ウイルスから見たらね。

森下 いままでのSARS、MERSを含めて、新型コロナウイルスのSタンパク質の構造はきわめてよく似た構造をしています。ただしこれはあくまでも遺伝情報が一緒ということで、タンパク質の立体構造については全部一緒とは限らない。

長谷川　わかりました。技術的というかテクニカルな部分は、これ以上聞いても多分理解できないから、このへんで（笑）。

ちなみに、4月20日の「日本経済新聞電子版」に以下の記事が掲載された。

〈タカラバイオ、開発中のコロナワクチンで量産体制整備年内20万人分〉

タカラバイオは遺伝子工学技術が強みだ

タカラバイオは新型コロナウイルスのワクチンの量産体制を構築する。バイオ企業のアンジェスや大阪大学などと共同でワクチンを開発中で今夏に臨床試験（治験）を始める。今秋に厚生労働省から製造販売の承認を得た場合、年内だけで20万人分のワクチンを供給できる。国産ワクチンが実現すれば、飲食店の営業や消費者の外出の自粛要請の軽減につながる。

タカラバイオの仲尾功一社長が日本経済新聞のインタビューに応じた。ワクチンは滋賀県草津市の本社工場で生産する予定で、治験に必要な数百本の生産準備は「完璧《かんぺき》に整った」と述べた。量産も「培った技術を応用すれば問題ない。年内に20万人分を製造する体制を構築している」と話す。

開発するDNAワクチンは体内にウイルスの遺伝情報の一部を入れ、事前に免疫にウイルス情報を教えることで、ウイルス侵入時に免疫が攻撃する仕組み。ウイルスを弱毒化する従来のワクチンと比べて生産時間が短い。タカラバイオはがんなどの遺伝子治療薬の開発をしており、その生産設備を転用すれば量産が可能とみている。

世界保健機関（WHO）によると、新型コロナに関するワクチン候補は世界で60以上あり、製薬企業やスタートアップなどが開発を進めている。

第6章　ワクチン戦争のゆくえ

アメリカで臨床段階に入っているのはイノビオとモデルナの2社のみ

長谷川　やはり気になるのは、アメリカですね。いまアメリカのワクチン開発の現状は、どうなっているのでしょうか。

森下　アメリカは現在、モデルナとイノビオが開発している2種類のワクチンが治験に入っている最中ですし、新しいワクチンに関しても治験に入ろうという準備を進めています。

長谷川　先程ジョンソン&ジョンソンの開発の話が出てきましたが、もう一度詳しく聞かせてください。

森下　ジョンソン&ジョンソンはアデノウイルスという風邪のウイルスに、先に説明したSタンパク質の遺伝子情報を乗せて作ろうとしています。この方法では抗原のSタンパク質がたくさんできるので抗体産生には有利ですが、アデノウイルス自体に毒性があって、ずっと開発が行われてきた遺伝子治療でもまだ実用化されていません。加えて、アデノウイルス自体に対して体に抗体ができてしまう。

長谷川　余計な抗体ができる、ということですか。

森下　ですから、アデノウイルスは何回も投与できないことがわかっています。したがって、仮に新型コロナウイルスのワクチン開発に成功したとしても、新型コロナウイルスに対する抗体価の持続が不十分で半年に1回、毎年投与が必要になると、2回目からは使用できないということになります。あるいは、次に新たな鳥インフルエンザとかが出たときにはアデノウイルスによるワクチンはもう使えないわけです。

長谷川　副作用のほうが大きい、というのはそれですか。

森下　副作用そのものは、アデノウイルスによるもので、熱発や倦怠感《けんたいかん》、肝機能障害などが報告されており、ほぼ全員の人に出るといわれています。また、ジョンソン&ジョンソンは大量生産ができると発表していますが、通常はなかなか難しい。私には簡単に数億人分の大量生産が年内とかでできるとは信じられません。

長谷川　それが、いまアメリカで1番手のワクチンなのですか？

森下　いや、1番手はRNAワクチンのモデルナでしょうね。ここのワクチンは喩《たと》えて言うと「フェラーリ」みたいなものなのです。超高級品。価格はDNAワクチンの10倍で、生産量は100分の1くらい。超エリートなら打てるかもしれないけど、一般人にはほとても手が届かない。

2番手が、われわれと同じDNAワクチンでイノビオという会社。このあたりが、大量生産も可能なので、実質完成が一番早いのではないかと言われています。

イノビオはわれわれと同じ技術でDNAワクチンなのですが、DNAワクチンの導入にエレクトロポレーションといって、人の体の表面に電気を通して、遺伝子を入れる方法を取っています。

長谷川　ということは、いまアメリカでチャレンジしているのはジョンソン&ジョンソン、イノビオ、フェラーリのモデルナの3社ですか?

森下　臨床治験に入るのが、来年でよければもっと多くありますよ。いまアメリカのバイオにはものすごく多くのプログラムが走っています。ただし臨床試験(治験)に入っているのは2つ。モデルナとイノビオのみです。ジョンソン&ジョンソンはまだ入っていません。

長谷川　でもいずれにせよ、そのモデルナにしろ、イノビオにしろ、あるいはジョンソン&ジョンソンにしろ、ワクチンが出来上がったとしても、それはアメリカ国内で使われるという見通しなのでしょう。

世界はすでにワクチン戦争に突入している

森下　少なくとも今年という単位でいえば、まずはアメリカ国民に打つでしょうね。アメリカ国内だけでも1億人から2億人分は必要でしょう。中国も先行していますが、状況は同じで、ワクチンが完成すれば、中国の国民に打つでしょう。

長谷川　中国のワクチンは、どういうタイプなのですか？

森下　アデノウイルスでやっているグループが一番早いです。すでに臨床試験に入ったと発表していますが、情報量は不足しています。また、不活化ウイルスを使った従来型のワクチンも、近々臨床に入るという話も出てきています。ヨーロッパでも、最近オックスフォード大学が、新型コロナウイルスの治験に入ったと発表しましたが、これもアデノウイルスによるワクチンです。

長谷川　ただ、アデノウイルスを用いるワクチンは副作用があるために、1回しか打てない、と。日本では森下先生がDNAワクチンをやってらっしゃる。他に日本のバイオメーカーでチャレンジしているところはあるのですか？

森下　一応研究はしてはいるのですが、この1年、1年半の間で臨床入りするところはほとんどないと思います。最近塩野義製薬が、細胞による製造法で年内にも臨床治験と発表しています。阪大でも、VLPというウイルス粒子を使った方法を、微生物病研究所で開発が始まっています。一方で、ワクチン開発は、現在のパンデミックな状況からは、時間との勝負です。すぐに、臨床で試せるものをまずは評価していくことになりそうです。今回の新型コロナに対するワクチン開発では、いつ完成するかという時間軸が重要だと思っています。私は経済のことを考えるとあと1年ぐらいの勝負だと思っています。1年後に有効なワクチンができていなければ、もう世界経済は終わってしまうでしょう。

長谷川　経済が終わっている。病気のほうも終わっている？

森下　いや、病気は終わっていないかもしれません。

長谷川　経済が死んで、病気が終わっていなかったら、ほとんどペストみたいな話ですね。これは最悪ですよね。その可能性もあるということですか？

森下　あり得ます。世界中がブロック経済圏のなかだけで生きていくならば、封じ込めはできると思います。要するに、いまの中国の状態です。日本も封じ込めに成功すれば同様の状況になりますが、ウイルスに対する勝利ではない。イタリア、フランスとかもみんな同じ立場にある。つまり、封じ込めの意味とは、とりあえずの死者の増加は抑え込めるけれど、抑え込んだだけという状態。

長谷川　ただ、それでは経済の連結はままならない。抑え込んだ地域だけでグルグル回っているだけで、他所との貿易も人間の交流もないから、生産性は高まらない。そんな感じですか。

森下　経済に関しては、ひょっとしたら幕藩体制みたいになるかもしれない。東京都藩とか大阪府藩とか（笑）。

長谷川　そうなったときには、経済のパフォーマンスはもう現在の数十分の1です。

森下　そうです。だからそれを防がなければならないから、時間軸は大事なのです。

長谷川　アメリカと日本、中国とお話を聞いてきましたが、ヨーロッパはどうですか？

森下　ヨーロッパではあまり目立った動きは見えませんでしたが、4月になり、ドイツのバイオベンチャーや先に述べたオックスフォード大学が臨床治験の開始を発表しました。ようやくという感じですが、内容はまだ十分明らかにされていません。

どこも自国内のワクチンをとりあえず充足するのがファーストプライオリティで、各社とも自分の国のことだけで精いっぱいです。

たとえば、アンジェスがヨーロッパでワクチンを作って製品化に成功しても、日本に持って来られない可能性も高いのです。申し上げたとおり、われわれのワクチンは大量生産ができるので、最初ヨーロッパで製造しようとしたら、先方の国で差し押さえになる可能性もあるから日本国内で製造できないかと、実際政府高官の方から、そのリスクを指摘されました。そこで、われわれは国内製造にいま邁進しており、20万人分を確保したところです。まさに、いまはすでにワクチン戦争に突入しているわけです。

ワクチンを戦略物資と捉える中国

森下 タンクの製造量だけからいえば、われわれは年内に大量生産で100万人分を作ることが可能です。しかし、まだ確約できないのは、製造に不可欠な部品が中国やアメリカから手に入る保証がえられないからです。

長谷川 部品? 何の部品ですか?

森下 DNAワクチンを作るための部品です。われわれはタンク(樽)のなかで大腸菌を増やし、大腸菌をすりつぶして、ワクチンのプラスミドDNAを抽出します。抽出にはカラムという管を使い、そこから小さな部品を通して最終的に充塡《じゅうてん》するのだけれど、その小さな部品が中国製のもので手に入らないわけです。中国のサプライチェーンが壊れているからか、中国でもDNAワクチンを大量生産しているのかもしれないし、理由はわかりませんが、いずれにしても、いつ入るか読めません。アメリカやヨーロッパから代替品を探しているのですが、こちらもまだ状況が見通せません。

長谷川　それを100%、日本国内で作るわけにはいかないのですか？

森下　将来的にはそうしないといけないでしょうね。でも、現状すぐには間に合わない。いまは国産化も含めて、とにかく数を確保しようと交渉している最中で、本当に戦争モードなのです。ワクチン戦争とよくメディアは書きますが、言葉でなく現実がそうなのです。それにしても、中国の動きは早いです。すぐに差し押さえにかかりますから。

長谷川　中国は森下先生のところで何を作ろうとしているか、を知っていて、妨害している可能性が高いわけですね。というか、知っているどころではなくて、技術を盗もうと思っているのではないですか？

森下　妨害はしていないでしょうけど、現実は製品の数が限られているから、どうしてもバッティングしてしまいます。治療薬で期待されているアビガンも、富士フイルムが本来特許をもっていますが、中国で承認を取ったアビガンは、ジェネリックです。特許が切れているから勝手に作ってやっている。

これから、先に完成したワクチンは戦略物資になる可能性が高いわけです。これから新型コロナが蔓延する可能性の高いアフリカだけでなく、アジア各国、台湾、インドネシア、ベトナムあたりに対する戦略物資です。だから、アメリカも中国も、是が非でもワクチンを最初に持ちたいはずです。

ただ、現状において、アメリカの人口と感染の深刻さから考えると、アメリカはワクチン接種を自国優先にせざるをえないから、なかなかほかの国には回らないでしょう。

長谷川　そうすると、中国がワクチンを材料に、たとえば同盟関係を迫る、といったこともあり得るわけだ。

森下　あり得るし、戦争になるかもしれない。台湾が必死なのはそのためですよ。SARSのときに台湾は危なかったから。

長谷川　重大な話になってきました。ぜひ、そこをしっかり議論したい。まず、森下先生がイメージしている「中国との戦争が起きる」というシナリオを教えてください。

森下　いま、中国には絶好のチャンスが目の前に広がっているからです。だってアメリカの太平洋にいるはずの空母4隻がすべて新型コロナウイルスの感染を起こして全滅、太平洋に空母が1隻もいない状況なのです。フランスの空母も感染を起こして駄目で、南シナ海で一朝何か起きても、実質上、駆け付けられる空母がありません。かつ、いま習近平体制も揺らいでいます。国内に不満が充満したときの中国の常套《じょうとう》手段は戦争を起こして、国民の関心を逸らすことでしょう。

いま南沙《なんさ》諸島における中国艦船の動きが激しさを増していますし、南沙諸島に行政区を設置したことも明らかになっています。南シナ海全体の覇権を制するのはいまだと習近平が考えているとしても不思議ではありません。また、空母遼寧が台湾沿岸で軍事演習したり、沖縄本島と宮古島の間を通過して太平洋に出たりしています。また、偶発的な衝突が起きるかもしれない。

数十兆ドルにものぼる空前絶後の中国に対する賠償金請求

長谷川　なるほど、アメリカがコケ始めている、という見方ですね。そこはまた後で聞きますが、実は、私も「中国と戦争になるのではないか」「その可能性はある」と見ています。でも、森下先生とは、シナリオが違います。先に、そこを説明させてください。

アメリカを中心に、新型コロナウイルスを世界に蔓延《まんえん》させた中国の責任を追及し、賠償させようとする動きが始まっていて、その賠償金額は数十兆ドル（数千兆円）のような天文学的数字になるだろう、と言われています。そこも後でお話ししますが、ひとまず結論を急ぎましょう。

しかし、そんな膨大な請求書を突き付けられても、中国が「はいわかりました。そのとおり払います」などという展開は、100％考えられない。そこで、いまアメリカやオーストラリアで起きている議論は、大づかみに言うと、1つは、中国が保有している米国債をチャラにする。中国は2020年1月現在で、約1兆786億ドル（約116兆円）相当の米国債を保有しています。それを「チャラにする」とは突拍子もない話、と思われるかもしれませんが、私は「十分に可能性がある」とみています。中国と戦争するリスクを考えれば、帳簿上の操作で賠償金を取り立てるのは、実に賢く手軽で、安い話だと思うからです。でも、これだって、たかだか1兆ドル程度で、はっきり言って全然足りない。

もう1つは、中国が各国に保有している資産、たとえば企業の資産、それから共産党の幹部たちがアメリカやヨーロッパ、カナダ、オーストラリアなどに隠し持っている巨額の個人隠匿資産、これらを差し押さえるということです。アメリカはじめ各国の情報機関や税務当局は隠匿資産のかなりの部分を把握しているはずです。各国が協力すれば、資産差し押さえは、けっして不可能ではありません。さらに、５月１日付の米紙「ワシントン・ポスト」が報じたところによれば、トランプ政権は中国からの輸入品に、たとえば１兆ドルといった「巨額の関税、あるいは課徴金を課す」という手段も検討しているようです。

しかし、アメリカはじめ各国が中国からの借金をチャラにしたり、巨額の資産差し押さえに動いた場合、中国は黙って見ているでしょうか。数十兆ドル単位で賠償を突きつけられたら、習氏の運命だけでなく、中国共産党の支配体制をも揺るがしかねない。そうなる前に、中国が破れかぶれで戦争に打って出る可能性があります。

これには、歴史の前例もあるのです。よくご承知のように、ドイツでナチスのヒトラーが台頭したのは、第一次大戦の敗北で欧米各国に巨額の賠償を迫られたことが原因の１つでした。同じように、中国も一か八かで戦争を仕掛けるかもしれません。つまり、賠償負担が重荷になって、戦争に打って出る、というシナリオです。

さて、ちょっと話が長くなって恐縮ですが、そこで損害賠償の話を説明します。まず、WHOのルールである国際保健規則の第6条1項と2項によれば、ウイルス感染症発生の情報はすぐ開示してWHOに報告し、それを各国が共有しなければならないとされています。第1章で議論しましたが、今回の中国の行動は、それに違反しているのではないか。情報を隠蔽したからです。これが中国を訴え、賠償責任を取らせる根拠になっている。

米議会の上下院には、中国共産党によるウイルスに関する事実の隠蔽や感染拡大の経緯について、真相を究明する国際的調査と被害者への賠償を求める決議案が提出されました。中心人物の1人、ジョシュ・ホーリー上院議員（共和党）が3月24日、上院に提出した決議案の骨子は、以下のとおりです。

上院は次の5項目を実施するように、決議を求める。

（1）新型コロナウイルスの発生と、発生から最初の数週間に国内での感染拡大を隠蔽した中国政府の決定を非難する。

（2）疫病発生と感染拡大を隠蔽した中国政府の決定が、インド太平洋地域や欧州、その他の世界に感染を拡大させた事実を分析、評価する。
（3）疫病発生と感染拡大を隠蔽した決定が、全世界の人々の暮らしと生命に与えた影響について、中国政府が説明責任を有することを明らかにする。
（4）中国政府の対応がどのように新型コロナウイルスのパンデミック（世界的大流行）を引き起こしたかについて、アメリカ及び被害を被った他国の公衆衛生担当者による国際的調査を実施する。
（5）国際社会に対して、（A）新型コロナウイルスに関する中国政府の対応が、アメリカとその他の国の人々の健康と経済的福利に与えた被害を数量化し、（B）各国が被った被害について、中国政府に賠償させるメカニズムを考案する。

アメリカの怒りに火をつけた中国外交部報道官のツイート

長谷川　ホーリー氏の怒りに火をつけたのは、中国外交部の趙立堅《ちょうりつけん》報道官による「米軍が武漢にウイルスを持ち込んだのかもしれない」というツイートでした（3月12日）。これに対して、トランプ米大統領は「中国ウイルス」、マイク・ポンペオ国務長官も「武漢ウイルス」と呼んで反撃しました。でも、単なる言葉の応酬ではすまない。トランプ政権は本気で中国を追い詰めるつもりなのです。そこに入る前に、民間の訴訟についてもお話ししておきましょう。

アメリカでは、民間の訴訟が相次いでいます。

その1つ、ネバダ州で提起された訴訟はラスベガスにあるレストランと生花店、2つの不動産会社、心肺蘇生《そせい》トレーニング会社という5つの企業が原告になって、中国政府に対して損害賠償を求めました。

原告の代理人は、全米に知られた敏腕弁護士のロバート・エグレット氏。同氏は2017年10月にラスベガスで起きた銃乱射大量殺人事件で、犠牲になった人々の代理人を務め、ホテル経営企業を訴えた訴訟で総額8億ドル（約864億円）に上る和解金を勝ち取った実績があります。

エグレット氏は「原告5社は新型コロナウイルスで被害を受けた数千万社に上る中小零細企業の代表であり、彼らも原告に名を連ねることができる」と言っています。最終的な損害額は数兆ドル（数百兆円）に上る見通しです。

テキサス州では、米司法省の元検察官である弁護士のラリー・クレイマン氏らが、中国政府と中国軍を相手に20兆ドル（約２１６０兆円）の賠償を求める集団訴訟を起こしました。同様の訴訟は、フロリダ州でも起きています。

それから、これは先にも少しふれましたが、４月５日付の「ニューヨーク・ポスト」によれば、中国で操業しているアメリカ系の医療用品企業に対して、中国当局がマスクなど医療用品の対米輸出を禁止した件について、トランプ再選キャンペーンの上級顧問弁護士、ジェンナ・エリス氏は「そうした行為は第１級殺人罪とみなされる」と語り、トランプ政権が中国に対する法的措置を検討していることを明らかにしました。アメリカでは、まさに国を挙げて中国政府と共産党に対する責任追及が始まろうとしているのです。

アメリカだけではは、ありません。英国やオーストラリア、インド、ブラジル、エジプトでも中国の責任を追及し、賠償を求める動きが広がっています。

なぜ、中国の責任を追及し、非難するのか。

先のホーリー氏は米「ＦＯＸニュース」電子版の３月30日付論説欄に寄稿し、簡潔に説明しています。これこそが問題の核心なのですが、日本では、残念ながら、まだこうした問題意識が広く共有されているとは言えません。そこで、彼の主張を紹介しましょう。

中国共産党は新型コロナウイルスのパンデミック（世界的大流行）に責任がある。彼らは、それを承知している。だから、自分たちへの非難を逸らすために、彼らはアメリカや世界のあらゆる場所で〝宣伝戦〟を始めたのだ。

いまや、北京の対応について国際的な調査を始めるときだ。そして、数十万人の命が奪われ、ウソの結果として被った数十億ドルの被害に対して代償を支払うときなのだ。

中国共産党はパンデミックの原因を隠すために、あらゆることをした。警告した中国人医師を尋問し、罰した。彼らはウイルス検査を中止し、サンプルを破棄するように命じた。そして、ウイルスが人間の間で感染する証拠を押しつぶした。彼らが情報を（世界と）共有したときには、ウイルスは他国に広がっていた。

中国共産党の決定は、地域的な病気を世界的な大流行に変えてしまった。彼らはアメリカの専門家の入国を拒否し、ウイルスが国境をすり抜けるのを許し、私たちが防御する〝時間〟を奪ってしまった。

いま、中国政府は怖がっている。ウイルス発生に「透明かつ効果的に対応した」と言いながら、実は、その逆が真実であることが日ごとに明らかになっている。北京は世界に自分たちを信じさせ、依存するように仕向けている。

中国の当局者は、ウイルスは武漢ではなく「アメリカやイタリアから来た」と唱えている。中国は「世界が新型コロナウイルスに備える時間を買ったのだ」と言っている。そして「時間を浪費したのは、アメリカやその他の国々だ」と主張している。

まったく、とんでもない嘘だ。

中国が引き起こした厄災について、説明責任を果たさせるときが来た。第一歩は「国際的調査」である。私は、北京の誤った対応がパンデミックにどんな役割を果たしたのか、調査するよう求める決議案を上院に提出した。

中国共産党は何を、いつ知ったのか。事実を隠蔽した決定がどのようにウイルスを拡散させ、アメリカや他の国々の防御を妨げたのか。それを正確に知る必要がある。

調査に中国共産党が協力する必要はない。いずれにせよ、真実は明らかになる。彼らが協力するなら、彼らの嘘がパンデミックにどうつながったか、がわかるだろう。そうでなければ、彼らの行動がおのずと真実を示すはずだ。

北京が言うように、事態を透明に扱うなら、隠すことは何もない。逆に、協力を拒否するなら「彼らには隠すべき何かがある」。つまり、中国共産党こそがパンデミックの原因なのだ。

次の段階は、代償の支払いである。私は国際社会に対して、中国共産党が引き起こした厄災を数量化し、損害を賠償させる方法を考案するよう求めている。

中国共産党は家族を元の姿に戻すことも、失われた仕事を取り戻すこともできない。だが、痛みを和らげることはできる。中国が世界に対して犯した罪を国際調査によって明確にすることで、それは達成されるのだ。


実に明快な主張だ、と思いませんか?

こうした主張こそが、いまや国際社会の共通理解になりつつあります。ホーリー氏は上院議員になる前、ミズーリ州の弁護士でした。そこらの反中活動家ではありません。そしてこうした決議案を出したのはホーリー氏にとどまらない。下院ではエリス・ステファニク議員(共和党)が音頭をとって、民主党議員らとともに超党派で同じような決議案を提出しています。

ただ、米国に限らず、民間や国、あるいは州政府が中国を訴えようとすると「主権免除」という考え方が障害になる可能性がある。国際的な民事訴訟で「国は外国の裁判権から免除される」という考え方です。つまり「主権国家は他の主権国家に裁かれることはない」。この問題をクリアするために、トランプ政権は新型コロナウイルス問題で「限定的にではあれ、中国の主権免除を剥奪する」ことを検討しています。逆に言えば、それくらい、米国は本気で中国に怒っている。

中国がワクチン開発に成功したときのシナリオ

森下　でも、賠償問題から戦争になるとしても、それは数年先の話でしょう。

長谷川　それでも、すでに頭の体操としての議論は始まっていて、その実行を迫られたとき、かつてのドイツではないけれど、中国はいっそのこと戦争でケリをつけようとするかもしれない。

森下　けれども中国が動くシナリオとしては、それよりももっと早い可能性もあるのではないでしょうか。ベトナムとやはり台湾が危ないと思う。

長谷川　どういうふうに？

森下　いや習近平体制が揺らいでいて、中国だけが新型コロナウイルスのワクチンを完成したら、戦争に負けることがないからです。ワクチンを打った中国軍がベトナムに雪崩《なだ》れ込み、ベトナム中に新型コロナウイルスが拡がったら、ベトナムには勝ち目がない。

長谷川　ああ、なるほど。中国が先にワクチン開発をして感染拡大を抑え込む。戦略的に圧倒的に優位になった中国は勝負に出る、というシナリオですね。それはエグい、というか、ものすごくわかりやすい。

森下　クーデターに遭うくらいだったら、習近平はやるのではないでしょうか。

長谷川　クーデターの可能性は十分にあるし、実はもう策動が始まっている、という話もありますね。

森下　そうすると、狙うのは、やはりベトナムか台湾です。

長谷川　でも、そのときにワクチンが完成しているどうか。

森下　ワクチンを作ったら全員に投与しなくて、軍の何十万人に投与したらいいのですから。多少副作用があろうが、この場合は問題ないかもしれません。やはり、ベトナムと台湾はリスクがありますね。いまは太平洋に米仏の空母が1隻もいないのだから。日本も危ないと思うけれど、可能性からいうとやはり陸続きのベトナムがもっとも攻めやすいし、危険だろうと思います。荒唐無稽なシナリオとして笑い飛ばせれば、良いのですが……。第一次世界大戦が終わったのは、スペイン風邪の流行が原因とする説もかなり現実味がありますから、逆もありえる。

長谷川　なるほど。先刻のかつての「ドイツ・シナリオ」でなく、ワクチン開発次第では、もっと早いタイミングで戦争が起きるかもしれない。たしかに中国だったら、多少の副作用には目をつぶって、若い兵隊にどんどん、ワクチンを打ってしまうのは、ありうる。習近平にしてみれば、どちらにせよ足元が揺らいでいるし、双方でワクチンが完成したら、バランスが元に戻って、戦略的優位性が失われてしまう。一方、巨額賠償の話が沙《さ》汰《た》止《や》みになることはない。そうであれば、もしワクチンを中国包囲網に参加している国より早くものにできれば、打って出る。そういうことですね。

米海軍空母全滅がもたらす中国の侵攻

森下　私自身は、来年前半が危険だと思っています。中国でワクチンがちょうど出来上がっている頃ですから。しかも米海軍がまだ回復しているかどうか怪しい。もともとバイオテロ対策にアメリカが熱心なのは、まさにこういう事態を防ぎたいからでした。ですから、アメリカにとって今回はよもやの事態だと思います。空母内が感染者であふれて機能不全に陥ることなど想定外の想定外ですよ。しかも4隻も。他にも感染している艦船も出ているかもしれないけれど、米海軍のフォーメーション・バランスはもう最悪でしょう。

台湾は2003年のSARSのときに700人近い死者を出したのだけれど、その際に中国軍を威嚇してくれた米海軍が来てくれなかったので相当な恐怖を経験したと政府関係者が述べていました。それで、SARSを経験した台湾は感染症対策部門を新設し、軍人も配属して官民一体の構えを作り、感染症ベッドも、日本よりはるか多数を常時用意していました。今回の新型コロナウイルスではそれが奏功し、速やかなマスク増産と配給制で日本との差を見せつけたわけです。

今回の台湾は新型コロナウイルス対策については非常にうまく行っているのですが、しかし国防という観点では今回も、米海軍の自滅でアメリカは助けたいが、助けられる状況にはありません。まあ、それでも中国にしてみれば、台湾を攻めるよりベトナムのほうが簡単でしょう。攻めやすいのに加えて、ベトナムを助ける国がいませんからね。

これからは日本もアメリカのように危険な未知のウイルスが発生したら、すぐにワクチン対応できるような体制を作らないといけない。国内にＤＮＡワクチンの製造施設を整備して、すぐに対応する、こういう国防的な考え方も持つ必要があります。中国がお隣にいる限り、同じようなことは何回でも起こると思わないといけない。

長谷川　日本の安倍政権に、そういう問題意識はあるかしらね。私が見る限り、どうも、あまりないようです。少なくとも、表の議論にはなっていません。

森下　そこは私にはわかりませんが、米海軍がアジアのどこも守れない状況が続いているのは、確かですし、国防関係の方は認識しているのではないでしょうか。先ほど述べたように、実際中国にしたら、いまは思うがままにふるまっています。アメリカは、トランプの足元にも火がついていますが、これで新型コロナウイルスがインドで猛威をふるい出したら、もっと危険です。南太平洋にも飛び火しかねません。

長谷川　中国は尖閣諸島への侵入を続けているし、東シナ海全域で活動を活発化させています。南シナ海でも、勝手に「南沙区」とか「西沙区」などと行政区を新設して、実効支配を強めようとしています。日米欧が新型コロナウイルスの感染拡大防止と制圧に必死になっている間隙《かんげき》を突いて、勢力圏の拡大に乗り出しているのです。

ただ、それでも私がアメリカを信頼しているのは、アメリカという国は絶えず「脅威」を念頭に置いて、戦略的な対抗策の構築、頭の体操をサボらないことです。

森下　その通りですね。当然米軍もしていると思います。だから太平洋に展開中だった原子力空母セオドア・ルーズベルト艦内に相当数の感染者が出たことを米軍上層部以外にも洩らした艦長は解任されたのです。モドリー米海軍長官代行（当時）が激怒したのは当然です。これで空母セオドア・ルーズベルトが当分活動できないことを自ら世界に知らしめてしまったわけですから。これは軍人失格ですよ。

長谷川　そうだとすると、ますますアメリカのバイオのモデルナ、イノビオ、ジョンソン&ジョンソンに期待して、ワクチン開発を急がなければならない。逆に言うと、そういう中国との戦争シナリオも排除できない以上、ワクチンをとにかく必死になって完成させなければいけません。

4月26日付の「東京新聞」が、こう伝えています。

4月中旬、中国軍事科学院を中心とするチームが開発したワクチンが、対象者を百人から五百人に増やして臨床試験の第2段階に入った。チームを率いる軍事科学院幹部、陳薇《ちんび》氏は、中国メディアの取材に「中国が世界に先駆けて開発できれば、大国としてのわが国の力を体現できる」と語った。

習近平国家主席は共産党の重要会議などで度々「ワクチン開発に全力を挙げるように」と指示。中国では複数の研究所が異なる手法でワクチン開発を進めており、中国疾病センターは、早ければ来年初めにもワクチンが完成するとの見通しを示す。

世界保健機関（ＷＨＯ）によると、世界で開発が進むワクチンは八十種類。うち臨床試験に進んでいるのは米中の研究所、製薬会社などが開発した六種類だ。

米国では、製薬会社「モデルナ」と「イノビオ」がそれぞれ開発したワクチンが第一段階の臨床試験に入ったほか、大手の「ジョンソン・エンド・ジョンソン」も開発を進める。

トランプ大統領は「素晴らしい進歩を遂げつつある」と強調。対中強硬派のナバロ大統領補佐官は「中国が初期データを公表しないのは、ワクチン開発の競争に勝って、世界に売りさばくためだろう。だが勝つのはわれわれだ」と対抗意識をむき出しにする。

国連のグテレス事務総長は「世界のすべての人々に届ける必要がある」と、ワクチンが大国間の争いの道具にならないよう、けん制している。

ワクチン開発は、来夏に延期された東京五輪の開催にも影響する。米エモリー大の疫学者、ザック・ビニー氏はロイター通信の取材に「ワクチンが普及する前に開催することは、リスクが高すぎる」と指摘する。

森下　ひょっとしたら、中国のワクチンは軍用かもしれないですね。実際、治験先には、軍が入っています。なぜなら、アデノウイルスを何回も投与できないことがわかっていても、スピード優先にプライオリティを置くという選択肢はあり得ますから。

習近平政権を揺るがす町村の自主統治と共産党の内ゲバ

長谷川　アメリカの戦力がいま、大幅にダウンしていたとしても、中国指導部も巨大な内憂外患を抱え込んでいるのは、紛れもない事実です。

今回のパンデミックの原点である武漢に立ち戻ると、私はテレビやネットで見た異様な光景を思い出します。武漢周辺の村や町の人々が勝手に幹線道路を遮断、土やレンガ、廃材などを積み上げて、部外者が入ってこないように封鎖している場面でした。ブロックを高々と積み上げて道路をふさいでいるところもあった。制服を着た自前の自警団が、青龍刀を手に検問している映像もありました。

中国専門家の石平《せきへい》氏によれば、中国はもともと縁戚関係に基づく一族意識が強く、実質的な社会保障や教育、司法までが、同じ村で暮らす一族によって仕切られているところもあるといいます（『中国人の善と悪はなぜ逆さまか　宗族と一族イズム』産経新聞出版）。村人たちが勝手に道路を封鎖しているのは、そんな一族意識の表れでもあるのです。

彼らは異様な危機の最中にあって、中国共産党に統治を任せず、〝自前〟の統治に乗り出した、とも言えます。それは、中国という国の本質を垣間《かいまみ》見せた瞬間でもありました。言い換えれば、いまの中国共産党支配は永遠ではない。むしろ、コロナ危機を契機にして、本来の姿を思い出す。それが、共産党支配の弱体化につながる可能性があるかもしれません。

中国共産党指導部の内ゲバが始まるかどうか、も注目点です。左翼の政権や運動が崩壊するのは内ゲバ、と相場が決まっています。私は「月刊Ｈａｎａｄａ」2月号の連載で指摘しましたが、共産党によるウイグル人弾圧について、「ニューヨーク・タイムズ」に弾圧の実態を暴露した内部文書を提供したのは、匿名の政治指導部メンバーでした。

彼は、「習氏を含めた指導者たちが大量強制収容の犯罪から逃げられないようにしたかった」と内部告発の動機を語っています。

この一件を見ても、習氏に対する反対勢力が指導部に存在しているのは確実です。新型コロナウイルスへの対応をめぐって、同じように内部文書が流出しないとも限らない。実際に、米「AP通信」は4月15日、匿名の内部告発に基づいて「中国当局は1月14日の時点で、ヒトからヒトへの感染を知っていた」という長文の記事を配信しています。APは秘密のメモも入手している。こういう内部告発はこれからも続くでしょう。経済の悪化に伴う倒産と失業の増大も、習政権の足元を揺さぶります。

いずれにせよ、アメリカは中国共産党を許しません。本気で中国共産党を追い詰める覚悟を決めています。その突破口が第1章で述べたように、どうやらWHOの裏金追及になりそうなのです。トランプ政権は「中国がWHOに裏金を支払っていたのではないか」と疑っています。支払った先が個人なのか、組織なのかはわかりませんが、もしも裏金が立証できれば、中国共産党の暗躍が白日の下に晒《さら》される。中国を現地調査したWHOは「中国で本当は、いったい何が起きていたのか」、少なくとも一部は知っているはずですから、そこから「本丸の中国共産党」に辿《たど》りつける可能性がある。ホワイトハウスでこの問題を扱っているのは、国家安全保障問題担当の大統領補佐官です。実行部隊は、中央情報局（ＣＩＡ）でしょう。つまり、アメリカはＣＩＡをフル動員して、ＷＨＯと中国の責任追及をする構えなのです。こういう陣立てを見ても、まさに「戦争一歩手前」と言えると思います。

森下　いずれにせよ、米中関係は大変、緊張することになる。

長谷川　それは避けられませんね。トランプ政権は新型コロナウイルスの問題が始まる前から、中国との対決姿勢を強めていましたが、今回の問題で両国の対立は決定的になりました。しかも、中国はアメリカだけでなく、世界を相手にせざるを得ないのです。ここで、中国につくか、それともアメリカにつくか、が運命の分かれ道になる。

日本にとっても正念場です。日本はもちろん、アメリカと世界の側につくべきですが、地理的に「中国にとても近い」点をどう考えるか。それは、それだけ大きな脅威にさらされているという話であると同時に、だからこそ、中国を揺さぶる切り札にもなりうる。たとえば、「隣の日本といい関係を築けば、中国にもプラス」と反体制派を説得できれば、習氏に打撃になるでしょう。

そのために、私はまず、台湾との関係を一層、強化すべきだと思います。中国に対峙《たいじ》し、かつ揺さぶってきたという点では、台湾が経験を積んでいるからです。

今後、米中関係はどうなるでしょうか。

まず経済では、米中のデカップリング（切り離し）が加速するでしょう。アメリカ企業が中国から脱出し、重要な生産拠点を他国に移す動きは新型コロナの前から始まっていました。サプライチェーンの見直しはもはや避けられません。安倍政権もそこは認識していて、生産拠点を動かす企業を支援する政策を進めています。

それから世論も変わった。アメリカの世論調査機関「ピュー・リサーチ・センター」が4月21日に発表した調査結果によれば、中国に対して「好意的でない」と答えた米国民の割合が前年より6ポイント増えて、２００５年の調査開始以来で最高の66％に達しました。一方、「好意的」とする答えは過去最低の前年と同じ、26％でした。アメリカ在住の知人によれば、いまや街の雰囲気は「中国人に対する嫌悪感」であふれているそうです。「もう中国人は、とてもアメリカ国内の観光旅行などできないだろう」とまで言っています。

注意したいのは、一般の中国人と中国共産党を区別する必要がある点です。私はけっして中国人を嫌っているわけではありません。中国共産党が許せないのです。この点は米政権もよくわかっていて、国防総省やホワイトハウスが発表している政策文書を見ると「われわれの敵は中国という国家や中国人ではない。中国共産党なのだ」と、はっきり記されています。

軍事的には、先に触れたように、南シナ海や東シナ海での威嚇行動を強めている。アメリカは当然でしょうが、日本も警戒態勢を強めて、中長期的に自主防衛能力を高めていかなければなりません。当然、憲法改正も必要です。

中国だけでなく、国連のような国際機関の見直しも進むでしょう。ＷＨＯは生き残れるわけがない。中国べったりだったのがバレてしまったのですから。ＷＨＯだけでなく、ユニセフとか他の国連関連機関でも、中国の影響力を排除する、あるいは組織そのものを改廃する動きが出てくると思います。

要するに「コロナ後の世界」は、中国共産党を封じ込める動きが加速します。世界は中国共産党を許しません。そして、中国の人々自身も、習近平氏が率いる中国共産党を許さないでしょう。習近平氏と中国共産党は、これから新型コロナウイルスを上回る「崩壊の危機」に直面するのではないでしょうか。

（対談は４月16日に行われ、その後、最新情報を基に加筆修正した）

おわりに

本書は、安倍晋三内閣総理大臣の諮問会議である規制改革会議及び規制改革推進会議で同じ委員として、規制改革で戦った戦友であるジャーナリストの長谷川幸洋さんとの対談として発刊することになりました。

実は、当初は長谷川さんが高橋洋一さん、女優の梅宮万紗子さんとYouTubeで配信している「NEWSチャンネル」で新型コロナウイルスに対する対談を行う予定でしたが、政府の緊急事態宣言を受けて中止になり、巣籠生活を送る中で、最新の新型コロナウイルスの情報を一般の方にわかりやすく伝えようということで、お互い暇な（笑）長谷川さんと盛り上がり、緊急出版に至りました。その間、新型コロナウイルスの情報も、どんどん変化しましたし、政府の緊急事態宣言も東京などの主要都市から全国へ拡充されるなど、状況の変化が激しく、何回も書き直しました。

それでも、発行時には既にまちがった情報もあるかもしれませんが、お許しください。

特に、中国やWHOに関しては、私は長谷川さんの御意見をうかがっているだけで、論評する立場ではありませんし、過激な小見出しの表現は長谷川節ですので、私の付けた見出しでないことは、言い訳として先に表明しておきたいと思います（笑）。

今回の対談で一番私にとって、意外だったのは、私たち研究者や医療関係者にとっては、当たり前に思っていたことが、長谷川さんにとっては、非常に理不尽だととらえられていたり、理解不能と思われている点でした。私は、感染症の専門家ではなく、感染症の常識を必ずしも知るわけではないですが、遺伝子治療の専門家として、また、政府のいろいろな委員会にいましたので、関係者からのいろいろなお話をおうかがいして、納得できる話を伝えさせていただきました。

特に、ダイヤモンド・プリンセス号においては、日本どころか世界でも初めての状況の中で、未知のウイルスに立ち向かう恐怖の中で、橋本岳厚労副大臣、自見はなこ厚労政務官はじめ、厚労省、自衛隊、ＤＭＡＴチーム、地方自治体、関係者の方々の努力には、本当に頭が下がります。途中多くの批判もありましたが、このあとがきを書いている時点では、正しい選択であったことが明らかになっております。

また、日本政府の封じ込め戦略において、現時点では、何が正しいかは未だ語るには早いですが、少なくとも死者数からみる限り、かなり日本は頑張っていることは間違いないと思います。新型コロナウイルスを単に恐れるのでなく、正確に知り立ち向かい、オールジャパンの総力を結集すれば、未曽有の事態を乗り切ることができると信じています。本書が、その一助になることを祈っております。

いま私たち大阪大学の研究チームと、私が創業した大学発ベンチャー、アンジェス株式会社で、DNAワクチンを開発して、2020年7月に臨床治験を開始しようとしており、その最新の内容も本書に盛り込みました。

既に、われわれのチームには、タカラバイオ株式会社、株式会社ダイセル、株式会社新日本科学、EPSホールディングス株式会社、フューチャー株式会社、株式会社ファンペップ、ヒューマン・メタボローム・テクノロジー株式会社、株式会社ペプチド研究所と、オールジャパンのメンバーが参画してきています。これも、各企業が真剣に、どう新型コロナウイルスに立ち向かうかということで、損得抜きで結集したおかげです。

また、吉村洋文大阪府知事及び松井一郎大阪市長のリーダーシップのもと、大阪府、大阪市、大阪大学、公立大学法人大阪、大阪府立病院機構及び大阪市民病院機構で、4月14日新型コロナウイルス感染症にかかる予防ワクチン・治療薬等の研究開発に係る連携に関する協定を締結し、地域で新型コロナウイルスに立ち向かう体制を整えました。

この結果、従来発表しているより早く、今年7月にも大阪市立大学で治験を始める予定になりました。安倍総理からも、ワクチンと特効薬に期待する旨の発表が何度もされており、状況の厳しさを痛感し、一日も早く実用化するべく、取り組んでいます。

まだまだ、先の長い闘いですが、第一世代、第二世代とDNAワクチンを改良して、一日でも早く新型コロナウイルスを気にすることなく生活できる状況にしたいと思いますので、皆様応援ください。

2020年5月1日

森下竜一

著者略歴

長谷川幸洋（はせがわ ゆきひろ）

ジャーナリスト。慶応義塾大学経済学部卒。ジョンズホプキンス大学高等国際問題研究大学院（SAIS）で国際公共政策修士。77年に中日新聞社に入社、東京新聞経済部、ブリュッセル支局長、論説副主幹などを経て退社。1953年生まれ。政府税制調査会委員、財政制度等審議会臨時委員、規制改革会議委員、規制改革推進会議委員などの公職を歴任。著書「日本国の正体　政治家・官僚・メディア――本当の権力者は誰か」（講談社）で山本七平賞受賞。「ケント＆幸洋の大放言！」（ビジネス社）など著書多数。ニッポン放送「飯田浩司のOK! Cozy up!」などラジオ、テレビの出演多数。「夕刊フジ」「月刊Hanada」「現代ビジネス」「四国新聞」などに連載中。YouTubeで「長谷川幸洋と高橋洋一の『NEWSチャンネル』」を配信中。

森下竜一（もりした りゅういち）

昭和62年大阪大学医学部卒業、米国スタンフォード大学循環器科研究員・客員講師、大阪大学助教授を経て、平成15年より大阪大学大学院医学系研究科臨床遺伝子治療学寄附講座教授（現職）。日本血管認知症学会理事長、日本遺伝子細胞治療学会副理事長、日本抗加齢医学会副理事長など各学会の理事を務めるほか、内閣官房健康医療戦略室戦略参与（本部長：安倍晋三内閣総理大臣）、大阪府・大阪市特別顧問を務める。過去に、知的財産戦略本部委員（本部長：小泉純一郎内閣総理大臣）、内閣府規制改革会議委員・規制改革推進会議委員（安倍晋三内閣総理大臣諮問会議）、日本万博基本構想委員など公職を歴任。日本で大学発バイオベンチャーとして初めて上場したアンジェス株式会社創業者。

新型コロナの正体

2020年6月1日　第1版発行
2020年6月10日　第2刷発行

著　者　長谷川幸洋　森下竜一

発行人　唐津 隆

発行所　株式会社ビジネス社
〒162-0805　東京都新宿区矢来町114番地　神楽坂高橋ビル5階
電話　03(5227)1602（代表）
FAX　03(5227)1603
http://www.business-sha.co.jp

印刷・製本　株式会社光邦
カバーデザイン　大谷昌稔
本文組版　メディアタブレット
営業担当　山口健志
編集担当　本間 肇

ISBN978-4-8284-2190-2